BIEN MANGER POUR ÊTRE AU TOP

Dr JACQUES FRICKER

BIEN MANGER POUR ÊTRE AU TOP

Cœur, cerveau, santé

avec le concours de Béatrix Sidobre
pour les recherches sur la composition des aliments

Odile Jacob

15, RUE SOUFFLOT, 75005 PARIS

www.odilejacob.fr

ISBN 2-7381-1178-5

Sommaire

Introduction

Une bonne santé, la grande forme, un moral optimal et un intellect performant : aujourd'hui, chacun veut être au meilleur de soi-même. Pour y parvenir, il existe une solution simple et efficace, à la portée de tous : une bonne alimentation.

En mangeant mieux, vous agissez d'abord sur le présent : certains aliments améliorent en effet le moral, les performances intellectuelles ou encore l'état de la peau. En les choisissant bien, vous donnez à vos capacités physiques et mentales un atout de plus pour s'exprimer pleinement.

Ensuite, et surtout, une bonne alimentation vous permet de préparer votre avenir et de préserver voire de « regonfler » votre capital santé. Chaque année, en France, 170 000 personnes meurent de maladies cardio-vasculaires, 140 000 des suites d'un cancer et 500 000 souffrent de maladie d'Alzheimer ou d'une autre détérioration grave de l'intellect. Or, face à ces trois maladies de civilisation, un moyen de prévention a fait ses preuves : l'alimentation. Telle est la conclusion des chercheurs après de nombreux travaux scientifiques sur les liens entre l'alimentation et notre santé.

En vous révélant les grands progrès comme les histoires cachées de la recherche scientifique en nutrition, ce livre vous permettra de faire vos choix en connaissance de cause, de vous libérer des idées toutes faites et du discours publicitaire. Vous comprendrez également pourquoi certaines recommandations des nutritionnistes — comme par exemple pour le cholestérol — ont pu paraître se contredire d'une période à l'autre.

Ces dernières années, de nouveaux aliments sont apparus sur le marché, revendiquant une action sur notre santé : margarines, huiles combinées, soja, laits fermentés, aliments enrichis ou allégés et autres alicaments. Paradoxalement, aucun n'a réellement apporté la preuve scientifique de son efficacité pour prévenir les maladies, alors même qu'il est démontré qu'à l'aide d'aliments traditionnels judicieusement choisis, il est possible de réduire de 30 à 60 % les risques de maladies cardio-vasculaires, de cancer et de déficience intellectuelle.

Avec ce livre, vous comprendrez comment agissent, pour chacune de ces maladies, les vrais aliments qui protègent, et comment les consommer pour optimiser leurs bénéfices. Vous apprendrez aussi à apprécier les aliments dits « à risque » (viandes rouges, charcuteries, pâtisseries, alcool, etc.), de manière à les rendre utiles à votre organisme. Enfin, parmi les aliments à la mode qui revendiquent une action santé, vous serez capable de différencier les vrais espoirs des faux amis.

Tout au long de ces pages, vous trouverez de nombreux conseils pratiques pour adapter cette alimentation santé à *votre* quotidien, pour manger en famille tout en satisfaisant les besoins et les goûts de chacun. Vous apprendrez également comment tirer parti de la marche, du sport et de la minceur au bénéfice de votre santé et de votre mental.

Certains aliments sont plus bénéfiques que d'autres ; cela ne signifie pas que, pour rester en bonne santé, il faille ne manger que les premiers et, à l'inverse, éviter les seconds. Bien se nourrir n'est pas incompatible avec les bons petits plats et les desserts, les repas pris au restaurant ou les sandwichs, les repas de fête ou le grignotage. Il suffit de garder en tête les repères proposés au long des pages de ce livre, puis de les appliquer aussi souvent que vous en aurez la possibilité, et l'envie. Mais ne vous inquiétez pas lorsque ce n'est pas le cas : l'équilibre se construit sur la semaine, non sur un seul repas.

Puisse ce livre vous apporter tous les conseils pour que, jour après jour, votre assiette concilie saveurs, santé et simplicité. Pour bien vous nourrir sans bouleverser vos habitudes. Pour donner le meilleur de vous-même. Pour être « au top »…

CHAPITRE PREMIER

Cerveau, bonne humeur et intellect : comment manger pour être « au top »

Les aliments que vous mangez déterminent votre santé future. Mais bien se nourrir, ce n'est pas seulement ménager l'avenir : très vite, vous allez en ressentir les bienfaits, au présent. Le cerveau est le premier concerné par une nourriture saine : le moral comme les performances intellectuelles dépendent en grande partie de notre façon de manger.

Composer chaque repas au profit de son mental

Un petit déjeuner riche en glucides lents, un déjeuner léger à base de légumes et de viande ou de poisson, un dîner copieux avec des pâtes et un dessert : ce rythme a de quoi vous surprendre et, pourtant, voilà la solution optimale lorsqu'on recense la littérature scientifique sur les relations entre repas et performances intellectuelles.

➤ *Un petit déjeuner pour être performant dès le matin*

Consommés en début de journée, les aliments riches en glucides lents (voir page 63) améliorent dans la matinée les performances mentales, la vitesse de réaction face à l'imprévu ainsi que les capacités de mémoire. Par ailleurs, l'humeur est meilleure et l'on évite le coup de barre de la fin de matinée.

Le petit déjeuner a donc son importance pour qui veut optimiser ses capacités dès le début de la journée, que ce soit à l'école, dans ses études ou dans sa vie professionnelle. Si vous avez l'habitude de rester à jeun jusqu'à l'heure du déjeuner, il vous serait bénéfique de manger le matin.

Cependant, ce plaidoyer en faveur du petit déjeuner appelle quelques précisions :

• Ces effets bénéfiques s'observent si le petit déjeuner est riche en glucides lents (flocons d'avoine ; pain de seigle ou pain aux céréales), mais sont moindres avec les sucres rapides (pain blanc ou pain de mie ; corn flakes, Spécial K, Fitness et autres céréales croustillantes). Bien choisir votre pain ou vos céréales (voir page 120) joue donc un rôle primordial dans ce contexte ; la raison en est que seuls les glucides lents assurent au cerveau une disponibilité durable en énergie.

• Les glucides lents ne sont pas les seuls à être importants pour le cerveau à cette heure. Les résultats sur vos performances et votre humeur seront encore meilleurs si votre petit déjeuner vous apporte aussi des lipides (des matières grasses) et des protéines. Comment s'y prendre ? De multiples combinaisons sont envisageables, par exemple : un peu de beurre sur vos tartines (pour les lipides) et un bol de lait demi écrémé (pour les protéines) avec le café ou le chocolat chaud ; ou du fromage (pour les protéines et les lipides) sur votre pain ; ou un yaourt avec un bol de muesli ou de flocons d'avoine, etc.

• Manger le matin ne signifie pas forcément manger au saut du lit. Si vous n'avez pas faim ou pas le temps de manger dans l'heure qui suit votre lever, emportez avec vous de quoi manger en début de matinée, à l'école ou sur votre lieu de travail (voir page 193).

• Le matin, mangez à votre faim, mais ne vous forcez pas à manger trop copieusement : vous vous sentiriez trop lourd pour toute la matinée.

Si vous n'avez vraiment goût à rien le matin, l'idéal serait de vous lever un peu plus tôt pour commencer la journée par quinze à trente minutes de sport (gymnastique, vélo d'appartement, séance d'abdominaux, etc.) : outre les effets bénéfiques liés à l'exercice (voir page 156), vous profiteriez ainsi pleinement d'un petit déjeuner mangé avec appétit.

➤ *Un déjeuner qui ne vous endorme pas*

L'organisme est soumis à un rythme circadien qui le conduit à une baisse de régime au milieu de la journée : il est fréquent de s'assoupir vers 14-15 heures, et la sieste traditionnelle obéit bien aux règles de la chronobiologie. Mais dans le monde moderne, nous n'avons que rarement l'occasion de nous octroyer ce repos.

La composition du déjeuner peut augmenter ou au contraire diminuer cette tendance à la somnolence :

• Un repas gras et bien arrosé en boissons alcoolisées l'accentue.

• La somnolence est également amplifiée par un repas riche en glucides, que ces derniers soient rapides, comme les aliments sucrés, ou lents, comme les féculents et le pain. À l'inverse de la relation entre petit déjeuner et performances dans la matinée, l'abondance de glucides, même lents, au déjeuner réduit la vigilance, ralentit les capacités à traiter l'information et accentue fatigue et inertie dans l'après-midi. Le sportif et l'enfant constituent deux exceptions à cette constatation : comme l'un et l'autre se dépensent plus, ils ont souvent besoin de plus d'énergie, et donc de plus de féculents ou de pain, pour être en forme dans l'après-midi.

• Pour qui souhaite être au maximum de ses capacités au cours de l'après-midi, le déjeuner devrait donc être léger, à base d'aliments riches en protéines (viandes, poissons ou œufs) et de légumes, sans se surcharger en féculents ni manger trop de pain.

• Quant au café ou au thé en fin de repas, ils ont l'intérêt, grâce à la caféine, de contrer cette tendance à la somnolence : une tradition qui a du bon.

➤ *Un bon dîner pour une bonne nuit*

N'hésitez pas à apprécier un plat de féculents, du pain et/ou un dessert sucré au dîner. Consommés en fin de journée, les glucides ont le double intérêt de faciliter l'endormissement et d'améliorer les capacités de mémoire logique (même au cours du sommeil, le cerveau continue à travailler).

Si vous avez tendance à l'insomnie, certains conseils pourront vous aider :

• Mangez à votre faim le soir : il est difficile de s'endormir lorsque l'estomac crie famine. Plutôt que « Qui dort, dîne », le dicton devrait dire : « Qui dîne, dort. »

• Mangez à votre faim féculents, pain et dessert, mais évitez les repas trop lourds ou trop gras : ils rendent inconfortable la position allongée et retardent la venue du sommeil.

• Mangez aussi des légumes : comme les féculents, ils ont leur place à votre dîner (voir page 210).
• Mangez des féculents et des légumes, mais modérez les portions de viande ou de poisson (pas plus de 100 g), car un repas riche en protéines augmente la production de chaleur par l'organisme et donc la température du corps, alors même que la baisse de cette dernière intervient dans la période d'endormissement.

J'ai un examen ou un travail important dans quelques jours : dois-je bouleverser le rythme de mes repas ?

— Tout changement brutal des habitudes alimentaires commence par altérer les performances intellectuelles : votre organisme était habitué à un certain rythme, même si ce dernier n'était pas optimal. Il lui faut environ quinze jours pour s'adapter à un nouveau rythme. Il serait, par exemple, contre-productif de vous astreindre à un petit déjeuner copieux la veille du bac alors même que, auparavant, vous ne mangiez rien le matin.
— Aussi, si vous avez un événement important en vue et que vous souhaitez être « au top », il faut vous y prendre suffisamment à l'avance (au moins deux semaines) pour changer vos habitudes.
— Par ailleurs, observez-vous, évaluez au bout de quelques semaines votre mental au cours de la journée ainsi que la qualité de votre sommeil : s'ils ne sont pas améliorés par vos nouvelles habitudes, il ne serait pas illégitime de revenir aux anciennes ou d'adapter mes conseils à votre idée : gardez en tête les repères que je vous présente au long de ces pages, mais laissez-vous également guider par votre « instinct ».

• Si vous aimez le vin, buvez-en un ou deux verres à table, mais évitez une consommation trop élevée qui nuirait à la qualité du sommeil.
• Évitez le café ou le thé après 17 heures. En revanche, une tisane après le dîner peut vous aider à trouver le sommeil.
• Si vous dînez tôt, vers 19 heures, mangez quelque chose de sucré avant de vous coucher : un verre de lait ou un yaourt, un fruit, une boule de sorbet, deux ou trois biscuits, un ou deux carrés de chocolat, etc.

Cerveau, moral et performances : les aliments à privilégier

Bien nourrir son cerveau, c'est non seulement trouver le bon rythme entre vos trois repas quotidiens, mais c'est aussi privilégier certains aliments dont la composition répond particulièrement bien aux besoins des neurones.

➤ *Yaourts, fruits ou biscuits : contre le « coup de barre »*

Lorsque vous mangez très légèrement à un repas, votre cerveau risque de manquer d'énergie deux ou trois heures plus tard, et vos performances d'en pâtir. Dans ce cas, une collation légère mais nourrissante permet d'améliorer la mémoire à court terme ainsi que la qualité de traitement de l'information par le cerveau. Vous n'avez pas besoin de vous remplir l'estomac pour autant : un yaourt légèrement sucré, une belle pomme ou une banane, deux ou trois biscuits secs, une tranche de pain de seigle avec du fromage ou du beurre et du miel, par exemple, procureront à votre cerveau la dose optimale de glucides.

En revanche, il est préférable d'éviter les aliments riches en sucres rapides : sodas et jus de fruits, céréales du petit déjeuner (sauf les flocons d'avoine avec un peu de lait), pain blanc, bonbons, etc. Même s'ils donnent un coup de fouet temporaire, ils risquent d'altérer les performances une à deux heures après, car leur consommation est souvent suivie d'une hypoglycémie.

➤ *Chocolat et sucreries : vraiment bons pour le moral ?*

En cas de vague à l'âme, nombreuses sont les femmes, plus rares les hommes, qui se montrent sensibles à l'attrait du sucré ; c'est le cas, par exemple, en période prémenstruelle (quelques jours avant les règles), lors d'une dépression saisonnière (en automne puis en hiver, avec le raccourcissement des journées), dans les moments de solitude affective, de grande tristesse ou, tout simplement, lorsqu'on s'ennuie le soir ou le week-end.

Si tel est votre cas, vous n'avez pas tort de céder au plaisir du sucré : celui-ci améliore généralement assez vite le tonus et le moral. Mais attention de ne pas souffrir en retour d'une phase encore plus marquée d'anxiété, de fatigue ou de dépression, avec un risque de cercle vicieux « je souffre — je mange sucré — je souffre plus encore — je mange sucré à nouveau — etc. ».

Pour briser ce cercle vicieux, il convient d'abord de bien en comprendre les causes ; l'une est psychologique, l'autre organique :

• Si vous retombez dans vos problèmes, c'est peut-être que vous culpabilisez d'avoir « cédé à la tentation » du sucré. Mais pourquoi se faire plaisir serait-il un péché ? Une des fonctions primordiales de la nourriture est justement le plaisir, il n'y a rien là que de très normal. Dégustez votre chocolat ou vos biscuits calmement ; et si vous avez peur de prendre du poids, il vous suffira de manger plus légèrement au repas suivant.

• Les aliments sucrés, souvent à base de sucres rapides, sont la source, quelques heures plus tard, d'une hypoglycémie qui, elle-même, peut générer anxiété, fatigue et coup de déprime. La solution : éviter les boissons sucrées ; compléter les sucres rapides par des glucides lents, qui assureront la « relève » des besoins en énergie du cerveau : par exemple, un yaourt ou un verre de lait avec des biscuits ; un fruit ou une tranche de pain aux céréales avec du chocolat ; une tarte aux pommes plutôt qu'une tarte au citron, etc.

Chocolat et bonne humeur : au-delà du mythe

Il existe un certain mythe autour du chocolat qui contiendrait des molécules euphorisantes. En réalité, c'est essentiellement grâce à sa saveur inimitable et au plaisir gourmand qu'il procure que le chocolat améliore le moral. Si vous ne l'appréciez pas, dégustez plutôt une douceur que vous aimez vraiment : le fait d'apprécier ce que l'on mange stimule la production d'endorphines par le cerveau, endorphines qui sont source de plaisir et atténuent les douleurs, physiques ou morales.

➤ *Noix, poissons et huile de colza : un bénéfice commun pour le cerveau*

Les graisses oméga 3 préservent des maladies cardiovasculaires, comme nous le verrons plus loin. On les trouve notamment dans les poissons gras (voir page 58), dans l'huile de colza ainsi que dans les noix et les noisettes. Privilégier ces aliments a, en outre, un intérêt majeur pour le cerveau :

• Un manque d'oméga 3 et un excès d'oméga 6 (voir page 45) sont associés à la dépression, et même à une maladie psychiatrique plus grave, la schizophrénie !
• La présence d'oméga 3 améliore les capacités d'apprentissage.

Des habitudes aussi savoureuses que « bonnes pour le moral »

– De l'huile de colza pour votre vinaigrette et votre cuisine (voir page 45),
– du poisson au moins deux fois par semaine,
– deux-trois noix ou noisettes de temps en temps.

➤ *Le cholestérol : utile pour les neurones*

L'excès de cholestérol sanguin est source d'accidents cardio-vasculaires et, par ce biais, risque d'altérer le fonctionnement du cerveau. Dans ce cas, suivre un régime pour abaisser le taux de cholestérol s'avère utile. Mais attention : à l'inverse, réduire votre niveau de cholestérol alors même qu'il est déjà normal s'avère dangereux. Plusieurs travaux scientifiques conduisent à une telle mise en garde :
• Lorsqu'on abaisse le cholestérol chez les singes, ils deviennent plus irritables et plus agressifs.
• La baisse du cholestérol après l'accouchement est associée à la dépression qui guette souvent les jeunes mamans.
• Certains médicaments destinés à faire baisser le cholestérol entraînent parfois une augmentation du risque de suicide ou de mort violente ; cette relation n'a cependant pas été retrouvée avec la nouvelle famille de médicaments que constituent les statines (Zocor, Elisor, Lodalès, Vasten, Tahor, etc.).

• Lorsqu'ils utilisent du beurre et de l'huile de colza, les seniors ont de meilleures performances intellectuelles qu'avec la margarine et l'huile de tournesol, malgré, dans ce dernier cas, une baisse du cholestérol.
• Dans une étude portant sur des hommes français, le risque de suicide était multiplié par trois parmi les hommes dont le taux de cholestérol était initialement bas ou avait baissé dans les années précédentes.

Comment expliquer cette relation ? Le cholestérol joue un rôle au niveau des membranes et du métabolisme des neurones, qui en ont donc besoin ; de plus, la baisse du cholestérol pourrait altérer l'action de la sérotonine, un neurotransmetteur produit par le cerveau et impliqué dans la régulation de l'humeur.

Ainsi, si vos analyses de sang sont rassurantes (voir page 173), vous pouvez continuer à mettre du beurre sur vos tartines plutôt que de la margarine, et vous avez intérêt à éviter les huiles qui abaissent le « bon cholestérol » (voir page 112).

➤ *Les vitamines indispensables*

Les carences en vitamines altèrent le fonctionnement du cerveau et favorisent la survenue d'une dépression, notamment lorsque la vitamine B9 (les folates) ou la vitamine B12 manquent. Vous trouverez la première dans les légumes verts et les fruits, la seconde dans la viande, le poisson et les œufs. De quoi renvoyer dos à dos les amateurs exclusifs de viande et les végétaliens purs et durs : comme notre santé, notre cerveau a besoin de chaque famille d'aliments pour son équilibre.

Certaines maladies ou problèmes de digestion obligent parfois, pour des raisons médicales, à exclure ou à limiter considérablement les fruits et légumes ou une autre catégorie d'aliments ; le risque de manquer de certaines vitamines est alors bien réel. Si tel est votre cas, vous bénéficierez, et votre cerveau aussi, de la prise régulière de multivitamines (voir page 136) ; le même conseil s'applique à ceux, ou celles, qui mangent très peu, que ce soit dans le cadre d'un régime amaigrissant ou encore par manque d'appétit : ce dernier cas de figure est fréquent après 70 ans. En revanche, prendre des multivitamines alors que l'on mange de tout n'améliore en rien les capacités intellectuelles.

➤ *Glutamate et édulcorants : rien à signaler*

Le glutamate est un exhausteur de goût, dont la saveur, à la fois sucrée et salée, augmente la sapidité de nombreux plats cuisinés. C'est un additif traditionnellement utilisé en Extrême-Orient ; il serait responsable de ce qu'on appelle le « syndrome du restaurant chinois », cette sensation de fatigue et de malaise qui apparaît parfois quelques heures après un repas d'inspiration extrême-orientale.

Les édulcorants fournissent une saveur sucrée sans apporter autant de calories que le sucre traditionnel (voir page 142).

Le glutamate ainsi qu'un édulcorant, l'aspartame (Canderel, etc.), avaient été mis en cause dans certains troubles de l'humeur. En fait, à la lumière des études scientifiques, il semble qu'ils n'aient aucune influence, positive ou négative, sur le cerveau.

CHAPITRE 2

Pourquoi bien vous nourrir peut vous sauver la vie

Chaque année, en France, 170 000 personnes meurent de maladies cardio-vasculaires, 140 000 des suites d'un cancer et 500 000 souffrent de la maladie d'Alzheimer ou d'une autre détérioration grave de l'intellect. Les chiffres parlent d'eux-mêmes, ces trois fléaux sont nos principales maladies de civilisation. Or chacune est accessible à des moyens simples de prévention, car l'alimentation en est, pour une large part, directement responsable ; c'est à cette conclusion que sont parvenus les chercheurs, au terme de nombreux travaux scientifiques. Vous allez comprendre pourquoi.

Cœur : des aliments plus sûrs que les médicaments

Avec un tiers de la mortalité globale, les maladies cardio-vasculaires constituent la première cause de mortalité en France. Bien se nourrir constitue l'une des voies majeures de leur prévention.

➤ *Qu'est-ce que l'athérosclérose ?*

La grande majorité des maladies cardio-vasculaires est liée à un processus lent dénommé « athérosclérose ». L'athérosclérose se traduit par un épaississement progressif de la paroi des artères ; il en résulte une diminution parallèle du diamètre « libre » de l'artère, là où normalement circule le sang. Ce rétrécissement réduit l'approvisionnement en éléments nutritifs et en oxygène du territoire du corps irrigué par l'artère en question.

Selon l'artère touchée, l'athérosclérose se traduit par diverses manifestations. Le cœur lui-même est au premier rang des organes touchés, avec l'insuffisance coronaire puis l'infarctus du myocarde. L'infarctus peut être mortel s'il touche un territoire étendu du cœur. Le plus souvent, heureusement, la partie indemne du cœur supplée au déficit : on survit avec un cœur opérationnel, mais ses capacités réduites obligent habituellement à ralentir son rythme de vie.

Lorsque l'athérosclérose concerne une des artères irriguant le cerveau, on risque un accident vasculaire cérébral, communément appelé « attaque cérébrale » ou « apoplexie ». Il en découle des troubles du langage ainsi qu'une paralysie touchant une ou plusieurs parties du corps (l'hémiplégie).

➤ *Pourquoi l'alimentation est la meilleure protection ?*

Pour protéger le cœur et les artères, le médecin dispose d'un large éventail de médicaments, qu'il prescrit aux personnes les plus susceptibles de développer des maladies cardio-vasculaires. Ces médicaments sont efficaces, et indispensables pour de nombreuses personnes, mais ils suffisent rarement ; par ailleurs, ils sont source d'accidents secondaires, d'effets « collatéraux » indésirables voire dangereux comme l'ont montré certaines « affaires » récentes. Or, l'alimentation joue un rôle préventif majeur, que votre cœur soit indemne ou qu'il ait déjà souffert.

Par un choix judicieux, on peut ainsi réduire de moitié le risque de récidive grave d'un accident cardio-vasculaire (voir page 176) ; aucun médicament n'offre un tel degré d'efficacité avec une telle sécurité d'emploi. Autre exemple, l'efficacité du poisson contre l'arythmie cardiaque ; celle-ci se manifeste par des irrégularités des battements cardiaques, et elle peut toucher, sans prévenir, chacun d'entre nous. L'arythmie n'est pas anodine puisque, à l'extrême, elle conduit à l'arrêt du cœur ; les médecins parlent de « mort subite ». Or on a récemment démontré que la consommation régulière et fréquente de poisson est associée à une réduction du risque de mort subite de 80 % !

C'est grâce à leur richesse en nutriments protecteurs que certains aliments vous protègent ; d'autres vous sont plutôt néfastes si vous en consommez trop souvent. Vous découvrirez en détail les uns et les autres au cours des chapitres suivants, puis vous comprendrez qu'il est finalement assez simple de bien se nourrir au quotidien. Mais sans plus tarder, découvrez dans le tableau qui suit les aliments les plus précieux pour la santé de votre cœur et de vos artères.

Les aliments qui protègent le cœur : comment ils agissent

LES ALIMENTS QUI PROTÈGENT LE CŒUR	CE QU'ILS VOUS APPORTENT
Une large variété de fruits et de légumes ; de l'ail, des oignons, des herbes aromatiques. Des légumes au déjeuner et au dîner. Chaque jour deux fruits ou plus.	Les vitamines B9 et C ; le bêta-carotène ; les flavonoïdes.
Pour vos vinaigrettes et votre cuisine, préférez l'huile d'olive ou de colza aux autres huiles, au beurre ou à la crème.	La nature des acides gras alimentaires (éléments de base des graisses) : mono-insaturés en plus grande quantité que saturés ou polyinsaturés.
Mangez du poisson au moins trois fois par semaine, en privilégiant les poissons gras. Utilisez régulièrement l'huile de colza, et parfois de l'huile de noix si vous l'apréciez. N'oubliez pas les noix, les noisettes et les amandes.	Les acides gras oméga 3.
Les légumes secs, les pâtes, le couscous, la semoule, le boulgour et le riz. Le pain réalisé avec une farine peu raffinée (pain aux céréales, pain de seigle, etc.). *À consommer selon votre appétit.*	Les glucides lents ; la vitamine B9 ; le magnésium ; l'acide phytique.
Les volailles, la viande ou les œufs. *Appréciez-les avec modération, notamment pour la viande rouge, afin d'éviter les inconvénients liés aux excès.*	Les protéines ; des oligo-éléments comme le fer, le zinc et le sélénium ; la vitamine B12.

LES ALIMENTS QUI PROTÈGENT LE CŒUR	CE QU'ILS VOUS APPORTENT
Un ou deux verres de vin rouge par jour, à l'heure des repas.	L'alcool *à petite dose* ; les polyphénols.
Les fromages (*avec modération*) et les yaourts.	Le calcium ; les ferments lactiques.
Le choix d'aliments savoureux. Des préparations simples mais justes. Le partage avec ses proches.	Le plaisir à manger, la convivialité : bien se nourrir, c'est également savourer et partager.

Cancer : la prévention par l'assiette

Chaque année en France, on compte plus de 240 000 nouveaux cas de cancer. Le cancer constitue, après les maladies cardio-vasculaires, la deuxième cause de mortalité ; avant l'âge de 75 ans, il prend même la position peu enviable de premier facteur de mortalité. La prévention du cancer est donc particulièrement rentable en termes « d'années de vie » gagnées.

On estime à 30 % le taux de cancers imputables à une alimentation inadéquate, valeur plus élevée que celles du tabac ou de l'alcool. Par le choix de vos aliments, par votre façon de les cuisiner puis de les consommer, il vous est donc possible de réduire de près d'un tiers le risque de contracter un jour un cancer.

Les organes les plus touchés par le cancer sont le côlon et le rectum (30 000 cas par an), le poumon (28 000), le sein chez la femme (30 000 ; une femme sur neuf est ou sera concernée au cours de sa vie) et la prostate chez l'homme (30 000 également). Or ces cancers sont également les plus sensibles à vos habitudes alimentaires. Manger mieux vous sera donc particulièrement bénéfique si vous souhaitez rester en bonne santé.

Comme vous le lirez, les aliments conseillés pour se préserver du cancer sont voisins de ceux qui protègent le cœur… et le cerveau. Vous n'aurez donc pas à choisir entre protéger votre cœur et vous prémunir du cancer : ce sont, globalement, les mêmes habitudes qu'il vous faudra privilégier (voir tableau page 28).

Cerveau : les aliments clés pour rester jeune

En France, 350000 à 400000 personnes sont atteintes de maladie d'Alzheimer, auxquelles s'ajoutent les autres démences : au total, environ 500 000 individus souffrent de détérioration intellectuelle importante. Ces maladies touchent 5 % de la population de plus de 65 ans, et 15 % après 85 ans.

La maladie d'Alzheimer affecte principalement les seniors, et le caractère « épidémique » qu'a pris sa diffusion ces dernières années résulte en partie de l'allongement de la durée de vie. Malgré de nombreux essais, les laboratoires pharmaceutiques peinent à trouver un médicament efficace. Dans ce contexte, une prévention nutritionnelle est-elle envisageable ? Les recherches scientifiques n'en sont qu'à leurs débuts dans ce domaine, mais déjà quelques pistes sont prometteuses ; elles concernent notamment les domaines suivants.

➤ *Choisir les bonnes graisses*

Comme l'ensemble du corps, le cerveau a besoin de lipides, et donc de graisses, pour bien fonctionner. Mais l'équilibre entre les diverses graisses alimentaires est primordial pour le devenir des capacités cérébrales. Certains excès, fréquents dans l'alimentation actuelle, sont néfastes. Ainsi, l'excès de graisses animales (viandes et charcuteries grasses, beurre et fromage, etc.) double les risques d'altération intellectuelle ; mais il en va de même pour l'excès de certaines graisses végétales riches en oméga 6 (margarines, huiles de tournesol, de maïs, de pépin de raisin, etc.).

À l'inverse, la consommation de poisson, et probablement celle d'huiles riches en oméga 3 (huile de colza notamment) diminuent les risques de moitié. Quant aux huiles d'olive et d'arachide, elles paraissent, sur ce plan, avoir un effet neutre, ni protecteur ni néfaste.

➤ *Un ou deux verres de vin*

Les boissons alcoolisées jouent un rôle ambivalent : un ou deux verres de vin par jour paraît protéger le cerveau, puisque les personnes qui boivent raisonnablement sont deux fois moins souvent touchées que les abstinents. À l'inverse, lorsqu'on dépasse régulièrement trois verres, la toxicité de l'alcool pour le cerveau prend le pas sur ses effets bénéfiques : le nombre des démences et de maladie d'Alzheimer est plus élevé parmi les grands buveurs. Vous avez donc intérêt à modérer votre consommation de vin, et cette précaution s'applique à toute boisson alcoolisée, puisque c'est la quantité totale d'alcool quotidienne qui intervient.

➤ *Les aliments riches en vitamines B9, B12 ou E*

Lorsqu'on a une alimentation pauvre en vitamine B9 ou B12, la concentration de ces vitamines diminue dans le sang. Cela n'est pas sans risque, puisque l'on a démontré que le risque de subir dix ans plus tard une atrophie du cerveau ou une maladie d'Alzheimer est multiplié par deux ou trois. Ces vitamines jouent en effet un rôle direct au niveau des cellules nerveuses et de la protection du cerveau. Vous trouverez la vitamine B9 (appelée également folate) dans la plupart des légumes verts (notamment le cresson, les épinards, les choux, la salade verte) et des fruits (notamment les fraises et les autres fruits rouges, le melon, les agrumes, la banane). Elle est également présente dans les fruits oléagineux (noix, noisettes) et les fruits secs, ainsi que dans le foie et les fromages fermentés (bleus, roquefort, camembert, etc.).

La vitamine B12 ne figure, elle, que dans les aliments d'origine animale : abats, viandes, poissons, œufs et, en plus faible quantité, dans les produits laitiers. Les régimes végétaliens stricts, qui excluent même les œufs et les produits laitiers, sont donc loin d'être favorables à un vieillissement réussi du cerveau.

Les grands consommateurs d'aliments riches en vitamine E ont, pour leur part, un risque de maladie d'Alzheimer réduit de 60 % par rapport à ceux qui en consomment peu. On trouve la vitamine E dans les huiles végétales, les noix, les amandes et les noisettes, le germe de blé, les poissons gras, le pain de seigle, les œufs et les légumes. Curieusement, aucun effet protecteur n'est retrouvé avec les comprimés de vitamine E ; la vitamine E naturelle des aliments (gamma-tocophérol) n'est pas la même que celle des comprimés (alpha-tocophérol) et aurait un pouvoir anti-oxydant (voir page 41) plus profitable au cerveau.

➤ *Attention à l'aluminium*

L'aluminium est toxique pour les cellules nerveuses, car il y prend la place du fer ou du magnésium et en altère ainsi l'organisation : dans la maladie d'Alzheimer, les neurones subissent une dégénérescence caractérisée, entre autres, par l'accumulation d'aluminium. Pour éviter de surcharger votre cerveau en aluminium, prenez certaines précautions :

• Évitez de boire au quotidien une eau dans laquelle la concentration en aluminium dépasse 0,1 mg/l, car cela pourrait doubler vos risques d'altération cérébrale. Pour connaître la teneur en aluminium de l'eau qui coule à votre robinet, adressez-vous à votre mairie : elle est censée collecter ces informations et les transmettre aux consommateurs qui en font la demande.

• En diffusant vers l'aliment, l'aluminium des ustensiles de cuisine risque de le polluer. Aussi, évitez la cuisson en papillote dans du papier aluminium, ainsi que l'utilisation de casseroles en aluminium ; ce conseil vaut surtout pour les fruits, les légumes et autres aliments un peu « acides » comme par exemple le jus de citron sur un poisson en papillote. Évitez de conserver des aliments, notamment la charcuterie, au contact direct du « papier alu ».

Pour résumer, si vous souhaitez protéger votre cerveau des effets du vieillissement, accueillez souvent à votre menu :

– le poisson,
– l'huile de colza (riche en oméga 3), et à un degré moindre les huiles d'olive et d'arachide,

- le vin, sans dépasser deux verres par jour,
- les légumes verts et les fruits, les fruits secs, les noix et les noisettes,
- les viandes, le foie et les pâtés de foie — le foie gras par exemple —, les fromages fermentés, les œufs. Ces aliments sont bénéfiques mais à consommer avec modération : bien que riches en vitamines B9 et B12, protectrices, ils sont aussi riches en graisses saturées, dont l'excès est néfaste pour le cerveau.

En revanche, gardez-vous des abus d'alcool, des régimes végétaliens stricts, de la cuisson dans l'aluminium. Évitez de cuisiner trop souvent au beurre ou à la crème (riches en graisse animale), mais également à la margarine ou à l'huile de tournesol (ainsi qu'aux autres huiles riches en oméga 6, voir page 113).

Longévité : faut-il jeûner ?

Plusieurs laboratoires de recherche ont montré que lorsqu'on administre une alimentation frugale à des singes ou à des rats vivant en captivité, on allonge leur durée de vie. Faut-il pour autant se restreindre continuellement pour espérer vivre plus longtemps ? Rien n'est moins sûr. En effet, plusieurs arguments plaident contre une telle attitude :

- En captivité, les rats et les singes sont peu actifs et ont tendance à devenir obèses lorsqu'on les laisse manger tout ce qu'ils aiment. Le fait de les restreindre empêche cette évolution. Mais il n'a jamais été démontré qu'une restriction allonge la vie des animaux vivant en liberté.

- De même les études scientifiques portant sur l'homme n'ont jamais montré que, à poids égal, ceux qui mangent peu vivent plus longtemps.
- Vieille déjà d'un demi-siècle, une étude américaine a proposé à un groupe d'hommes de se forcer à manger moins que leurs besoins et à maigrir, alors même que leur poids était normal. Au bout de six mois, ces « cobayes » étaient fatigués et irascibles.
- Après 70 ans, les personnes qui mangent le moins sont plus souvent malades ou meurent précocement par rapport à celles qui mangent plus.
- Restreindre son alimentation alors même que l'on n'a pas besoin de perdre du poids risque d'avoir deux conséquences néfastes :
  - une réduction du temps passé à marcher ou à faire du sport par manque de tonus,
  - une baisse de la consommation d'aliments protecteurs.

En raison du confort de la vie moderne, de la sédentarité accrue, nous dépensons moins d'énergie qu'il y a cinquante ans, et nous avons donc besoin de manger moins de calories. Pour la plupart d'entre nous, l'organisme s'adapte, l'appétit en aliments riches diminue et on conserve un poids normal : dans ce cas, il n'y a aucune raison de manger moins qu'à sa faim. En revanche, lorsqu'on est trop gros, il est souhaitable de restreindre sa consommation d'aliments riches, de manger plus de légumes et de maigrir. Mais que votre cas se rapporte à l'une ou l'autre de ces situations, le plus important pour vivre mieux et plus longtemps consiste à bien choisir vos aliments, comme vous le propose ce livre.

CHAPITRE 3

Aliments protecteurs : mettez-les à votre service

Ce sont souvent les mêmes aliments qui protègent le cœur et le cerveau, les mêmes qui renforcent les défenses vis-à-vis du cancer. De quoi simplifier vos choix et vos courses.

Fruits et légumes : les incontournables

Vous avez sans doute entendu parler du fameux « régime crétois ». L'alimentation traditionnelle des habitants de cette partie du monde protège le cœur et réduit le risque de cancer. Elle se caractérise notamment par sa richesse en fruits et légumes, avec une consommation moyenne par jour et par personne voisine de 700 g, contre 430 g aux États-Unis, 280 g en Hollande ou 330 g dans les autres pays méditerranéens. Les Crétois mangent deux fois plus de fruits et légumes que dans la plupart des autres pays et, parallèlement, sont moins touchés par les maladies cardio-vasculaires ou le cancer. L'effet protecteur des fruits et légumes a été également mis en évidence plus près de chez nous, à Lyon, à l'occasion d'un travail scientifique riche d'enseignements (voir page 176).

➤ *Comment les fruits et les légumes protègent le cœur*

Les grands consommateurs de fruits et légumes sont moins touchés (environ 30 % de risque en moins) par les maladies cardio-vasculaires comme l'infarctus du myocarde, les accidents vasculaires cérébraux ou la mort subite par arrêt cardiaque.

Plusieurs nutriments protecteurs expliquent cette protection :

• *Le potassium*, dont sont riches tous les fruits et légumes : il réduit la tension artérielle ainsi que le risque d'accident vasculaire cérébral et d'hémiplégie.

• *Les fibres*, présentes dans tous les fruits et légumes ; elles aussi réduisent la tension artérielle et le risque d'accident vasculaire cérébral ; de plus, elles diminuent la glycémie et le cholestérol dans le sang, ce qui est favorable à la bonne santé des artères, en particulier si vous souffrez de diabète ou d'hypercholestérolémie.

• *La vitamine C*, dont sont particulièrement riches les choux, le brocoli, l'oseille, le persil, l'ail, le fenouil, le poivron, les fruits rouges, le melon, le kiwi, les agrumes ; par ses propriétés antioxydantes (voir page 41), elle protège des maladies cardio-vasculaires.

• *Les polyphénols*, particulièrement présents dans l'oignon, les laitues et autres salades, le persil ou la ciboulette, le raisin ; en consommer régulièrement semble réduire de moitié le risque d'infarctus.

• *Le magnésium*, dont sont notamment riches les légumes verts, les noix, amandes et noisettes, les figues et raisins secs ; un apport important diviserait par deux les risques

Aliments riches en fibres : au service de votre cœur

— Les grands consommateurs d'aliments riches en fibres ont 40 % de risque en moins de mourir d'une maladie cardio-vasculaire que ceux qui en consomment peu. En France, nous en consommons en moyenne 2 à 3 fois moins que ce qui serait souhaitable : nous aurions intérêt à en augmenter nettement notre consommation.
— Pour le cœur, les meilleures fibres sont présentes dans les fruits, les légumes et les flocons d'avoine, ces derniers constituant une excellente base pour un petit déjeuner « protecteur ».
— Présent dans la plupart des autres céréales du petit déjeuner ou dans le pain au son et le pain complet, le son de blé a moins d'intérêt pour le cœur, mais il régule le transit intestinal ; il en va de même des fibres du riz complet ou des légumes secs.

de souffrir d'une angine de poitrine et d'une insuffisance coronaire.

• *Les acides gras oméga 3* (voir page 51), dont sont riches les noix et le pourpier ; ces graisses bien particulières luttent contre la formation de caillots et la thrombose qui bouchent les artères.

• Par ailleurs, parce qu'*ils calent l'appétit tout en apportant peu de calories*, les fruits et les légumes participent à la prévention de l'obésité, elle-même cause de problèmes cardio-vasculaires et de certains cancers (voir page 150).

Les noix : des vertus insoupçonnées

La consommation régulière de noix (une moyenne de 3-4 noix par jour) est associée à une baisse spectaculaire (30 à 50 % selon les études scientifiques) des risques d'angine de poitrine et de crise cardiaque. Cet effet protecteur s'explique par la richesse des noix en :

— oméga 3, qui abaissent le cholestérol et luttent contre la thrombose et les arythmies cardiaques,

— vitamine E et polyphénols, aux propriétés antioxydantes (voir page 41),

— magnésium, potassium et cuivre, qui améliorent la tension artérielle,

— certaines protéines végétales, qui relaxent les artères.

Grands amateurs de noix dans leurs desserts, les Crétois et, plus proches de nous, les Périgourdins, leur doivent probablement une partie de leur longévité.

Les autres fruits oléagineux (amandes et noisettes) ainsi que les fruits secs (figues, dattes, abricots) ne manquent pas d'intérêt par leur richesse en oligo-éléments et en vitamines, mais ils ne paraissent pas protéger le cœur aussi efficacement.

➤ *Comment les fruits et les légumes protègent du cancer*

De très nombreux travaux scientifiques ont révélé l'action des fruits et légumes dans la prévention des cancers. 20 % des cancers pourraient être évités si chaque Français consommait au moins 400 g de fruits et légumes par jour. 400 g, cela correspond à deux assiettes de légumes et deux ou trois fruits, ou encore à cinq fruits (voir page 218 pour lire ce que l'on entend par « un » fruit). Nous avons, collectivement et individuellement, un effort à fournir pour atteindre ces niveaux de consommation puisque, aujourd'hui,

60 % des Français sont de petits consommateurs de fruits et légumes avec moins de 4 fruits ou légumes par jour.

Tous les cancers ne sont pas concernés de la même façon :

- Ainsi, l'effet protecteur des fruits et des légumes s'exerce surtout vis-à-vis des organes digestifs (bouche, œsophage, estomac, côlon, rectum) et des organes respiratoires (gorge, pharynx, poumon).
- Concernant le cancer du côlon et du rectum, l'un des plus fréquents actuellement, les carottes et les crucifères (choux, navets, brocoli) ont l'effet protecteur le plus net, de même que la famille des alliacés : les grands consommateurs d'ail et d'oignons ont un risque de cancer du côlon réduit de moitié.
- Sur le sein, l'utérus, les ovaires, le pancréas et la prostate, l'effet protecteur des fruits et des légumes paraît moins net ; il serait surtout lié à la consommation de légumes de couleur verte ou jaune pour le sein, à celle de tomates, goyave, pastèque et pamplemousse rose pour la prostate.

Fruits et légumes : contre l'oxydation et le vieillissement

Toute cellule vivante s'altère progressivement en raison de processus dénommés « oxydation », avec formation de composés néfastes : les « radicaux libres ».

Au niveau du corps humain, l'oxydation accélère le vieillissement de l'organisme dans son ensemble et du cerveau en particulier ; de plus, elle favorise le développement de certaines maladies comme le cancer ou les maladies cardio-vasculaires.

La nourriture joue un rôle préventif par la présence de substances antioxydantes (elles luttent contre l'oxydation), notamment les vitamines C et E ainsi que les polyphénols et les caroténoïdes ; les fruits et les légumes en sont riches.

Cette protection vis-à-vis du cancer passe par plusieurs nutriments :

• *La vitamine C* : elle a des propriétés antioxydantes, lutte contre les radicaux libres et, de surcroît, régénère la vitamine E dans l'organisme.

• *Les caroténoïdes* : ils ont également des propriétés antioxydantes, en synergie avec la vitamine C. Les caroténoïdes confèrent aux fruits et aux légumes une coloration rouge orangée ; ils constituent une grande famille où chaque membre joue un rôle bien spécifique :

– le bêta-carotène est un précurseur de la vitamine A ; il favorise un bon renouvellement des cellules de la peau, de la bouche et du tube digestif ;
– le lycopène, essentiellement présent dans la tomate, a un effet préventif vis-à-vis du cancer de la prostate.

• *Les polyphénols* : ils ont, comme la vitamine C et le bêta-carotène, des propriétés antioxydantes ; il semble aussi qu'ils puissent protéger les cellules saines contre divers toxiques, et même inhiber la croissance des cellules cancéreuses. Les polyphénols ne sont pas à proprement parler des vitamines puisque leur présence n'est pas indispensable à la vie ; ils sont plusieurs milliers, dont notamment les flavonoïdes, richement représentés dans les fruits et les légumes.

• *Les glucosinolates* : présents dans les choux, les radis, les navets, la moutarde ; ils protègent surtout le côlon et le rectum. Le brocoli a la particularité d'être riche en sulforaphane, un composé qui protège l'estomac contre le cancer, les infections bactériennes et l'ulcère de l'estomac.

• *Les fibres* : elles pourraient avoir un rôle protecteur spécifique vis-à-vis du cancer du côlon, mais cette action n'est pas vérifiée par toutes les études, et sur ce point, les avis des chercheurs divergent.

Les fruits et légumes contre l'ostéoporose

L'ostéoporose n'est ni un cancer ni une maladie cardio-vasculaire, et sa survenue n'altère pas le fonctionnement du cerveau. Elle n'en est pas moins préjudiciable, surtout après 60 ans et surtout chez la femme, car elle génère tassement vertébral et fractures osseuses. On savait que le calcium, la vitamine D, le soleil et l'activité physique la combattaient. On a découvert, depuis, que les fruits et les légumes augmentent qualité et robustesse des os et réduisent ainsi le risque d'ostéoporose. Un argument de plus pour « se mettre au vert » et aux nombreuses autres couleurs qu'offre leur variété.

➤ *Comment les fruits et les légumes protègent le cerveau*

La qualité de la mémoire est nettement liée à la richesse en vitamines de l'alimentation, vitamines dont les fruits et légumes constituent l'une des principales sources. À l'inverse, les personnes atteintes de démence sénile ou de maladie d'Alzheimer ont habituellement des concentrations sanguines plus basses que les personnes indemnes en ce qui concerne la vitamine B9 (également dénommée folate ou acide folique) et les vitamines antioxydantes (A, C, E et caroténoïdes, voir page 41).

Ainsi, le risque de survenue de la maladie d'Alzheimer est multiplié par trois chez les individus qui, dans les années précédentes, avaient un taux abaissé en vitamine B9. De même, lorsque l'on carence des souris en vitamine B9, leur cerveau développe des lésions proches de celles retrouvées dans le cerveau des personnes atteintes d'Alzheimer.

Les fruits et légumes protégeraient donc le cerveau grâce à leur richesse en :

• *Vitamine B9* : elle réduit les taux sanguins d'homocystéine, une molécule issue de la dégradation de nos protéines, dont les propriétés toxiques commencent à être mises au jour.

• *Caroténoïdes et vitamine C* : elles agiraient par leurs propriétés antioxydantes (voir page 41).

• *Polyphénols* (voir page 42) : eux aussi protègent contre l'oxydation. Ils pourraient intervenir plus spécifiquement vis-à-vis de la maladie de Parkinson.

Les fruits, les légumes et vous : mes conseils

— Pour votre santé, pour votre forme et votre ligne, mangez au moins cinq fruits ou légumes par jour, plus si vous le désirez.

— Au déjeuner et au dîner, prévoyez chaque jour une ou plusieurs assiettes de légumes (150 g, ou plus, par repas et par adulte), que ce soit des crudités, une salade verte, un potage, le légume du plat principal, etc.

— Les fruits peuvent se consommer au dessert comme entre les repas : l'important est d'en manger au moins deux par jour.

— Si vous n'aimez pas les légumes, mangez plus de fruits, et inversement : pour votre santé, il est souhaitable que vous mangiez quotidiennement au moins 500 g de la famille fruits et légumes.

— Crus ou cuits, les deux ont leur intérêt : variez en fonction des recettes et de vos goûts.

— Pour que vos enfants apprécient les légumes, ne les présentez pas à la place des féculents, mais avec les pâtes, les pommes de terre ou le riz.

Huile de colza, huile d'olive : la meilleure n'est pas celle qu'on croit

L'alimentation des pays industrialisés est souvent très grasse, et l'on impute aux graisses alimentaires (ou lipides) de nombreuses maladies — maladies cardio-vasculaires, cancers ou obésité.

Pendant longtemps, on a surtout montré du doigt les matières grasses d'origine animale (charcuteries et viandes, beurre, crème et fromages, etc.), considérées comme principales responsables. Parallèlement, on vantait le mérite des graisses végétales, huiles et margarines. Il y eut des modes, celle de l'huile de tournesol, puis celle de l'huile d'olive.

En réalité, toutes les huiles végétales n'ont pas les mêmes vertus, certaines sont bénéfiques, mais d'autres plutôt néfastes. Aujourd'hui, les travaux scientifiques soulignent l'intérêt majeur de deux huiles : l'huile d'olive, toujours elle, mais surtout une nouvelle venue parmi les stars de la nutrition, l'huile de colza, riche en oméga 3 et particulièrement bien équilibrée.

➤ *Matières grasses, huiles, acides gras : comment s'y retrouver*

Les matières grasses sont principalement représentées par les huiles, le beurre, la crème, la margarine et la mayonnaise ; elles peuvent être d'origine animale ou végétale.

Pour bien comprendre pourquoi certaines sont bénéfiques, d'autres moins, il importe de savoir que les matières grasses sont constituées de particules élémentaires, les acides gras. Bien que chacun fasse partie de la famille des lipides, tous les acides gras ne sont pas équivalents ; on distingue :

- les acides gras saturés,
- les acides gras mono-insaturés,
- les acides gras polyinsaturés de la famille oméga 6,
- les acides gras polyinsaturés de la famille oméga 3.

Les saturés et les oméga 6 sont néfastes lorsqu'on en consomme trop, ce qui est le cas avec l'alimentation actuelle. À l'inverse, on ne consomme habituellement pas assez d'oméga 3 et de mono-insaturés, alors même que ce sont les plus intéressants pour la santé.

Les acides gras mono-insaturés devraient être majoritaires dans notre alimentation, tandis que les acides gras saturés ne devraient pas dépasser 25 % du total. Par ailleurs, le rapport entre les quantités d'acides gras oméga 6 et celles d'oméga 3 devrait avoisiner 5 : cela signifie que, pour un équilibre optimal, l'alimentation devrait nous apporter environ 5 fois plus d'oméga 6 que d'oméga 3. Nous avons donc besoin de plus d'oméga 6 que d'oméga 3, mais point trop n'en faut. Or, avec l'alimentation actuelle, nous consommons généralement 10 à 20 fois plus d'oméga 6 que d'oméga 3, soit proportionnellement trop d'oméga 6 et trop peu d'oméga 3. Ce déséquilibre est source, comme nous le reverrons, de dangers pour la santé.

Pour traduire ces notions en attitudes pratiques, le tableau ci-dessous vous précise les teneurs en acides gras des principales huiles, du beurre et de la margarine ; ce sont ces valeurs qui expliquent leurs effets respectifs, plutôt bénéfiques ou plutôt néfastes.

Pourcentages en acides gras des huiles, du beurre et de la margarine

	Saturés	Mono-insaturés	Oméga 6	Oméga 3	Rapport Oméga 6 Oméga 3
Apport optimal	25	50	20	5	5
Apport habituel en France	40	30	28	1-2	10 à 20
Huile de colza	7	60	23	10	2,3
Huile d'olive	14	76	10	–	–
Huile d'arachide	18	62	20	–	–
Huile de noix	10	20	58	12	4,8
Huile de soja	15	25	53	7	7,6
Huile de tournesol	11	20,5	68	0,5	136
Huile de maïs	12	28	58	2	29
Huile de pépin de raisin	12	17,5	70	0,5	140
Huiles combinées					
• Isio 4	10	42	46,8	1,2	39
• Primevère	10	49,5	33	7,5	4,4
Beurre	52,6	23,5	2	1	2
Margarine au tournesol (Fruit d'Or)	11,5	24,5	63,9	0,1	639

La première ligne (horizontale) de ce tableau montre l'équilibre optimal en acides gras tel qu'il devrait être dans la globalité de notre alimentation, lorsqu'on additionne l'ensemble des graisses dites « visibles » car ajoutées en cuisinant ou à table (huiles, beurre, margarines, crème) et des graisses dites « cachées » car présentes directement dans l'aliment concerné (viandes et charcuteries, poissons, fromages et produits laitiers, œufs, biscuits, chocolat, pâtisseries, plats cuisinés ainsi que tous les produits manufacturés issus de l'industrie agroalimentaire).

La deuxième ligne rapporte l'apport moyen de l'alimentation tel qu'il est actuellement lorsqu'on interroge les Français, vous et moi, sur leur consommation habituelle.

Nous consommons globalement :

- Trop d'acides gras saturés et d'acides gras « trans » dont les conséquences néfastes sur la santé sont voisines : ces acides gras sont surtout présents dans le beurre, la crème, les graisses « cachées » d'origine animale (sauf le poisson), dans de nombreux produits sucrés comme les viennoiseries, les biscuits et les barres chocolatées ainsi que dans la plupart des produits manufacturés (biscuits salés, plats cuisinés, etc.).
- Trop d'acides gras oméga 6 par rapport aux apports d'oméga 3. Les aliments responsables sont certaines huiles (huile de tournesol, maïs, pépin de raisin et huiles combinées du type Isio 4), les aliments manufacturés et la plupart des repas pris en collectivité ou au restaurant.
- Pas assez d'acides gras mono-insaturés.
- Pas assez d'acides gras oméga 3.

Les lignes suivantes de ce tableau détaillent la teneur des matières grasses à votre disposition, celles avec lesquelles vous pouvez, par un choix adéquat, rétablir l'équilibre vers plus d'oméga 3 et plus de mono-insaturés :

- L'huile de colza apparaît comme la plus apte à répondre à ce double objectif car elle est à la fois riche en mono-insaturés et en oméga 3. C'est l'huile la moins chère, ce qui explique l'absence de campagne publicitaitre la concernant. Les industriels font en effet plus de bénéfices sur des matières grasses plus onéreuses comme les huiles d'olive ou de pépin de raisin, les margarines au tournesol ou anticholestérol ou encore les huiles combinées. Aussi, il n'ont pas intérêt à ce que les avantages de l'huile de colza soient mis en avant. Que cela ne vous amène pas à croire que l'huile de colza est une huile de mauvaise qualité ; au contraire, elle est sans doute la plus bénéfique pour la santé.

• Les huiles d'olive et d'arachide vous apportent des mono-insaturés, mais aucun (ou presque) oméga 3.

• Les huiles de noix et de soja contiennent des oméga 3, mais plus d'oméga 6 et moins de mono-insaturés que celle de colza : elles sont utiles mais moins aptes que l'huile de colza pour améliorer le rapport oméga 6/oméga 3 de l'alimentation globale.

• Les huiles de tournesol, de maïs, de pépin de raisin, l'huile combinée Isio 4 et la plupart des margarines sont trop pauvres en mono-insaturés et en oméga 3 et trop riches en oméga 6 : leur utilisation régulière accentue le déséquilibre dans un sens potentiellement préjudiciable à votre santé.

• Le beurre et la crème sont riches en acides gras saturés.

Huile de soja : des oméga 3, mais sans les bienfaits du colza

Comme l'huile de colza, l'huile de soja est riche en oméga 3. Pourtant, elle ne protège pas aussi bien le cœur parce que :

— ses oméga 3 ont du mal à atteindre les cellules de notre corps,

— elle est trop riche en oméga 6, qui empêchent les oméga 3 d'exprimer pleinement leurs effets protecteurs.

Pour votre santé, mieux vaut donc l'huile de colza.

➤ *Comment les huiles de colza et d'olive protègent le cœur*

La Crète est préservée des maladies cardio-vasculaires ; cette protection, les Crétois la doivent en grande part à l'huile d'olive et surtout aux oméga 3, identiques à ceux de l'huile de colza mais issus, pour les Crétois, de leur consommation de noix et de légumes locaux tel le pourpier. Les Japonais, grands consommateurs d'huile de colza, sont eux aussi protégés. De nombreux autres travaux scientifiques ont confirmé l'intérêt des oméga 3 pour réduire tant le risque d'infarctus que, surtout, celui des redoutables troubles du rythme et de la « mort subite » par arrêt cardiaque. En France, une étude[1] très complète menée à Lyon (voir page 176) a démontré l'effet protecteur d'une alimentation riche en fruits et légumes et dans laquelle les principales matières grasses sont issues des huiles de colza et d'olive : le risque de mourir du cœur diminue alors de 75 % !

Comment les huiles de colza et d'olive agissent-elles ? Par au moins trois facteurs : les acides gras mono-insaturés (dans les huiles de colza et d'olive), les oméga 3 (dans l'huile de colza surtout) et les polyphénols (dans l'huile d'olive vierge essentiellement).

• Les acides gras mono-insaturés sont surtout présents dans l'huile de colza, l'huile d'olive et l'huile d'arachide. Ils ont plusieurs avantages :

– Ils diminuent le cholestérol total tout en augmentant le bon cholestérol (le cholestérol HDL).

---

1. Cette étude a été menée sur 605 personnes qui avaient déjà souffert une première fois d'un infarctus du myocarde et paraissaient, à ce titre, particulièrement fragiles.

- À la différence des acides gras saturés et des oméga 6, ils ne favorisent pas la formation de caillots dans le sang et donc n'augmentent pas le risque de thrombose au niveau des artères.
- Ils sont moins fragiles que les oméga 6, ce qui les rend plus aptes à résister aux phénomènes d'oxydation (voir page 41).

• Les oméga 3 (dont fait partie l'acide alpha-linolénique, appellation parfois inscrite sur l'étiquetage des huiles concernées) sont essentiellement présents dans l'huile de colza, mais aussi dans les poissons gras, les noix, les noisettes, le pourpier et les huiles de soja et de noix ; ils sont particulièrement intéressants :

- Ils diminuent le mauvais cholestérol mais non le bon cholestérol.
- Ils diminuent l'agrégation des plaquettes, c'est-à-dire la formation des caillots dans le sang, et réduisent donc le risque de thrombose et d'accident cardiaque.
- Ils favorisent le bon fonctionnement des nerfs qui commandent les battements du cœur.

• Les polyphénols de l'huile d'olive vierge protègent les artères contre les phénomènes d'oxydation.

➤ *Comment les huiles de colza et d'olive vous protègent du cancer*

Depuis longtemps, plusieurs expériences effectuées sur des animaux de laboratoire évoquaient la responsabilité d'une alimentation globalement trop grasse dans la survenue de certains cancers comme ceux du sein, de la prostate, du côlon et du rectum. Cette notion était corroborée par

Huile de colza : cuisinez avec douceur, mais évitez les fritures

— Comme les autres huiles riches en oméga 6 et en oméga 3, l'huile de colza se dégrade lors des cuissons prolongées à température élevée : pour les fritures, mieux vaut utiliser une huile riche en acides gras mono-insaturés, huile d'arachide ou d'olive.
— En revanche, contrairement à ce que pourrait laisser supposer son étiquetage, l'huile de colza supporte bien les conditions normales et habituelles de cuisson. Vous pouvez donc l'utiliser pour cuisiner en lieu et place d'une autre huile, sauf en cas de cuisson prolongée à très forte température comme les bains de friture répétés.

l'observation des Japonais : ces derniers sont peu touchés par ces cancers lorsqu'ils vivent dans leur pays d'origine où l'alimentation est pauvre en graisses ; en revanche, leur taux de cancer augmente rapidement lorsqu'ils migrent aux États-Unis et y adoptent des habitudes alimentaires, nettement plus grasses. Un argument de plus pour vous recommander de ne pas manger trop gras.

Les graisses dangereuses

À l'heure actuelle, les notions s'affinent et les chercheurs différencient les diverses sources de graisses. Deux types d'acides gras apparaissent comme potentiellement inducteurs de cancer en cas de consommation élevée : les acides gras saturés et les oméga 6.

• Les acides gras saturés (issus principalement des produits d'origine animale — sauf le poisson — et de nombreux aliments manufacturés) sont mis en cause dans les cancers du sein, de la prostate, du côlon et du rectum, ainsi que dans ceux du poumon et de l'utérus.

• Les acides gras oméga 6 (surtout présents dans les huiles de maïs, tournesol, soja, pépin de raisin et dans de nombreuses margarines) stimulent, eux, la prolifération des cellules cancéreuses et celle des métastases, en particulier celles du côlon et du sein. Ces résultats sont essentiellement issus d'expérimentations chez l'animal ou sur culture de cellules. Les oméga 6 en excès sont dangereux, car ils favorisent la synthèse, dans l'organisme, des prostaglandines de la série 2 ainsi que les processus d'inflammation, deux mécanismes qui stimulent la cancérogenèse.

Les bienfaits des huiles de colza ou d'olive

Qu'en est-il des huiles d'olive ou de colza ? Elles sont toutes deux riches en acides gras mono-insaturés. Ces derniers semblent avoir un effet neutre : ils ne favorisent ni ne freinent les processus de cancérogenèse.

Et les oméga 3, plus spécifiques de l'huile de colza ? Les oméga 3 protégeraient du cancer par au moins deux modes d'action : ils inhibent l'action délétère des oméga 6 — voir plus haut — et ils fragilisent les cellules cancéreuses, dont l'organisme a alors plus de facilité à se débarrasser. De plus, ils réduisent le risque de métastases et sont associés à une prolongation de la survie des patients cancéreux.

De fait, dans l'« étude de Lyon » (voir page 176), la survenue globale de cancer était réduite de près de 60 % après quatre ans d'une alimentation riche en oméga 3 (issus de l'huile de colza) et en huile d'olive, mais pauvre en acides gras saturés et en oméga 6. Des arguments supplémentaires pour vous conseiller la consommation des huiles de colza (surtout) et d'olive (aussi).

Huile vierge ou huile raffinée : laquelle choisir ?

Raffiner une huile, c'est lui faire subir une succession de processus technologiques qui visent à extraire de l'« huile brute » certains composants jugés indésirables pour des raisons soit de toxicité (pesticides, mycotoxines, métaux lourds), soit de saveur ou d'aspect (pigments, cires, flaveurs, phospholipides).

Souvent indispensable, le raffinage a néanmoins certains inconvénients :

— altération des antioxydants naturels de l'huile, tels la vitamine E ou les polyphénols, dont les taux chutent respectivement d'environ 20 % et 70 %,

— dégradation, lorsque le raffinage a lieu sous une température trop élevée, des acides gras les plus fragiles avec formation de nouveaux éléments moins favorables à la santé,

— appauvrissement de la saveur naturelle de l'huile.

L'huile vierge, elle, bénéficie de méthodes d'extraction plus douces, mais aussi plus coûteuses. Elle est donc généralement plus riche en vitamines, en antioxydants et en saveurs.

Alors, vaut-il mieux consommer une huile vierge (non raffinée) ou une huile raffinée ? Si vous êtes perfectionniste, vous choisirez sans doute les huiles vierges. Mais si vous voulez faire simple, et moins coûteux, vous profiterez également des huiles raffinées : sur la santé, la différence s'avère finalement assez minime, notamment en ce qui concerne l'huile de colza : ses effets bénéfiques ont été démontrés à partir de variétés du commerce, c'est-à-dire le plus souvent raffinées. À chacun de choisir en fonction de ses goûts et de sa tradition culinaire.

➤ *Comment les huiles de colza et d'olive protègent le cerveau*

C'est aux diverses périodes de la vie que le choix des matières grasses agit sur le fonctionnement du cerveau : quel que soit l'âge, le manque d'oméga 3 est néfaste, de même que l'excès d'acides gras saturés ou l'excès d'oméga 6. Ainsi :

• Dès les premiers mois de la grossesse, le développement du cerveau du fœtus est influencé par le choix des huiles de la future maman. En effet, pour se développer convenablement, le fœtus dépend exclusivement des réserves de la mère et de l'alimentation de cette dernière. Or le cerveau du fœtus a grand besoin d'oméga 3 alors que, à l'inverse, un excès d'oméga 6 altère la formation des neurones et conduit même à une réduction de la taille du cerveau, avec un risque, léger mais bien réel, de baisse des performances intellectuelles du futur enfant.

• Plus tard, au cours des premières années de la vie, le choix des matières grasses influence les capacités d'apprentissage de l'enfant. Les expériences les plus poussées ont été menées chez le jeune rat : ses capacités d'apprentissage sont réduites lorsqu'il est soumis à une alimentation pauvre en oméga 3 ou riche en acides gras saturés.

• À l'autre extrémité de la vie, chez les seniors, ces mêmes oméga 3 réduisent de moitié le risque de démence. À l'inverse, ce risque est presque multiplié par deux chez les personnes qui mangent globalement trop gras ou qui consomment surtout des matières grasses riches en acides gras saturés d'origine animale ou en oméga 6 (huiles de tournesol, de maïs, etc.).

Pour les inconditionnels de l'huile d'olive (et pour ceux qui ne prennent jamais d'huile de colza)

Vous faites peut-être partie de ceux pour qui hors l'huile d'olive, point de salut. L'huile d'olive a, en effet, tout pour plaire : une origine plurimillénaire, une naissance méditerranéenne, une extraction naturelle, une saveur inimitable et, depuis le milieu des années 1980, un label « bon pour le cœur » lié à la découverte des bienfaits du régime crétois.
Une seule vertu lui manque, mais elle est d'importance : les oméga 3, si bénéfiques pour la santé.
Les oméga 3 sont en revanche présents dans l'huile de colza, et ce en des proportions idéales. Mais si vous n'appréciez pas l'huile de colza ou si vous souhaitez rester fidèle à l'huile d'olive et à elle seule, il vous reste d'autres solutions, certes plus compliquées et pas toujours aussi efficaces, pour répondre à vos besoins en oméga 3 :
— les poissons gras (voir page 58),
— les noix (voir page 40),
— les produits naturellement riches ou enrichis en oméga 3 (voir page 118).

Toutes deux pauvres en acides gras saturés et en oméga 6, les huiles de colza et d'olive apparaissent donc intéressantes pour le fonctionnement du cerveau. Mais, riche en oméga 3, l'huile de colza apparaît la plus optimale, comme elle l'est aussi dans la protection contre des maladies cardio-vasculaires et le cancer. Ces oméga 3 qui, aux deux âges de grande vulnérabilité que sont la petite enfance et le grand âge, ont également l'intérêt d'améliorer la qualité de la vision.

L'huile de colza, l'huile d'olive et vous : mes conseils

— Dans vos salades, à table, pour la cuisine, utilisez le plus souvent l'huile de colza (surtout) et l'huile d'olive (si vous en aimez la saveur).
— Toutes les huiles sont riches en lipides (100 %) ; si vous avez des problèmes de poids, ayez la main légère : 2 à 3 cuillères à soupe par jour, soit 20 à 30 g.
— Modérez les températures et les temps de cuisson pour conserver toutes les vertus de ces deux huiles ; mieux encore, apprenez à les aimer crues : un filet d'huile d'olive ou de colza sur vos pâtes, vos pommes de terre en robe des champs, votre assiette de légumes cuits, etc.
— Pour vos fritures, l'huile d'arachide est la mieux adaptée car la plus stable à la cuisson.

Poissons et produits de la mer : une bonne réputation justifiée

De par leur « légèreté », les poissons et les produits de la mer ont bonne presse parmi les adeptes de la diététique ou de la minceur. Il serait néanmoins dommage de les cantonner à des aliments de régime : ce n'est pas sur votre silhouette mais à l'intérieur même de votre organisme qu'ils feront jouer leurs principaux atouts.

➤ *Comment le poisson protège le cœur*

Les personnes qui inscrivent régulièrement à leur menu un plat de poisson ont 40 à 60 % de risque en moins de mourir du cœur. Pour quelle consommation ? 300 à 400 g par semaine, soit trois-quatre repas hebdomadaires de poisson (100 à 150 g par repas). Ce n'est pas tant sur la prévention de l'infarctus du myocarde que sur celle de la mort subite par arythmie cardiaque qu'agit la consommation de poisson. Par quel mécanisme ? Par sa richesse en acides gras oméga 3, de la même famille que ceux qui confèrent à l'huile de colza une bonne partie de ses vertus.

La protection conférée par la consommation de poisson vous concerne si vous avez déjà eu un accident cardiaque (pour prévenir une récidive), mais aussi si vous n'avez jamais eu de problème cardiaque (elle peut vous éviter un premier accident) : elle réduit le risque d'arythmie cardiaque mortelle de 45 % dans le premier cas, et de 81 % dans le second ! Oui, vous avez bien lu, 8 décès par arythmie sur 10 pourraient être prévenus par la simple consommation régulière de poisson. C'est sans doute pour cela que les peuples grands consommateurs de poisson sont protégés des problèmes cardiaques, que ce soit les Japonais, les Crétois ou encore les Esquimaux.

LES POISSONS ET FRUITS DE MER RICHES EN OMÉGA 3

Teneur en oméga 3 en mg pour 100 g	
De 4000 à 5000 mg	Hareng (Atlantique) — maquereau fumé — thon.
De 2000 à 4000 mg	Hareng (Baltique) — maquereau — saumon frais.
De 1000 à 2000 mg	Sardines — anguille.
De 500 à 1 000 mg	Homard — flétan — muge — anchois — truite — carpe.
Moins de 500 mg	Baudroie — huîtres — langouste — moules — escargots de terre.

À partir de la table de composition Souci. Fachmann. Kraut. 2000.

➤ *Comment le poisson protège du cancer*

Les effets protecteurs du poisson contre le cancer ne sont pas aussi nets que vis-à-vis des maladies cardio-vasculaires. Lorsqu'on compare faibles et grands consommateurs de poisson, certains travaux scientifiques ne trouvent pas d'effet protecteur. Ces résultats décevants sont peut-être liés à certains modes de préparation comme la salaison (morue séchée par exemple) qui sont cancérigènes et par là même annuleraient l'effet protecteur du poisson. En revanche, d'autres travaux conduisent à des conclusions plus encourageantes vis-à-vis du cancer de la prostate, par exemple, dont les grands consommateurs de poisson sont deux à trois fois moins touchés. Cette protection passerait là aussi par les graisses oméga 3 dont sont surtout riches les poissons des mers froides (voir tableau page précédente).

Un poisson d'élevage frais vaut mieux qu'un poisson sauvage surgelé

— Pour répondre à la consommation croissante de poisson, les élevages de poisson se sont développés. Nourris à partir d'huile et de farine de poisson, de blé, d'amidon ou de maïs, le poisson d'élevage est aussi riche en protéines que le poisson sauvage, et un peu plus gras. Aussi, sa teneur en oméga 3 (l'un des principaux atouts santé du poisson) est égale ou légèrement supérieure à celle du poisson sauvage : le saumon, par exemple, apporte 16 g de lipides et 2,6 g d'oméga 3 s'il est d'élevage contre 10 g et 2,1 s'il est sauvage. Les atouts santé du poisson d'élevage ne sont pas altérés.

— En revanche, que le poisson soit sauvage ou d'élevage, la congélation prolongée sur plusieurs mois entraîne une dégradation progressive de ses protéines, de ses lipides et surtout de ses oméga 3.
— Même d'élevage, un poisson frais aura donc de meilleures qualités nutritionnelles qu'un poisson sauvage, congelé et stocké depuis plusieurs mois.
— Quant aux conserves de poisson, le stockage, même prolongé, garde stable les qualités des oméga 3 et n'a donc pas les mêmes inconvénients que la congélation : vous pouvez donc profiter sans arrière-pensée des sardines à l'huile et autres maquereaux au vin blanc.

➤ *Comment le poisson protège le cerveau*

En Hollande, parmi les hommes âgés de 69 ans et plus, ceux qui consomment régulièrement du poisson ont deux fois moins d'altérations intellectuelles liées à l'âge. Comment le poisson agirait-il ? Encore une fois, grâce à ses oméga 3 : ceux-ci protégeraient encore mieux le cerveau que ceux de l'huile de colza, car, grâce à leur structure bien particulière, ils s'incorporent plus directement aux neurones. Ils facilitent le maintien des facultés intellectuelles après 60 ans, mais leur intérêt se manifeste beaucoup plus tôt, puisqu'ils participent au développement cérébral dès la vie fœtale puis au cours des premiers mois de la vie.

Les performances intellectuelles ne sont pas les seules bénéficiaires : les oméga 3 du poisson interviennent aussi sur certaines maladies et surtout la dépression. Ainsi, la dépression est nettement plus fréquente dans les pays de faible consommation de poisson (Canada, Allemagne, Nouvelle-Zélande) et moindre dans les pays de forte consommation (Japon, Corée, Taiwan par exemple). De même, le « baby- blues » des jeunes mamans dans les jours qui suivent l'accouchement est plus rare chez les femmes ayant eu préalablement une alimentation riche en oméga 3 (poissons, huile de colza, etc.).

Les poissons et vous : mes conseils

— Mangez du poisson au moins trois fois par semaine ; ne négligez pas les poissons gras (saumon, thon, sardines, maquereau, etc.), les plus intéressants car les plus riches en oméga 3.

— Profitez également de la simplicité des poissons en conserve (maquereaux au vin blanc, thon, sardines, etc.) : ils conservent leurs qualités bénéfiques. Évitez de stocker les poissons congelés plusieurs mois.

Pain et féculents : faites le bon choix

La réputation « diététique » du pain et des féculents est assez floue, tantôt gratifiante lorsqu'on les présente comme une source de sucres lents, tantôt péjorative lorsqu'on leur impute prise de poids et obésité : la réalité est à la fois plus simple et plus complexe, notamment en ce qui concerne leurs effets protecteurs sur le cœur et le cerveau.

➤ *Pain et féculents, glucides lents et sucres rapides : comment s'y retrouver ?*

Le mot « féculent » n'a pas la même signification pour un botaniste et un nutritionniste. Pour le premier, un féculent correspond à un tubercule ou une racine (la pomme de terre ou le manioc par exemple), dont on extrait une fine poudre blanche, la fécule ; ainsi, le tapioca est-il la fécule du manioc. Pour le nutritionniste, le terme « féculent » rassemble des aliments d'origine végétale, riches en protéines et surtout en glucides ; c'est ce sens qui sera utilisé dans ce livre. On en rapproche le pain, d'origine céréalière lui aussi (blé le plus souvent, seigle, etc.).

La famille des féculents	
Les féculents d'origine céréalière	Pâtes, riz, blé entier (par exemple de l'Ebly), blé concassé (boulgour ou pilpil).
Les légumes secs	Lentilles, pois chiches, pois cassés, haricots blancs, haricots rouges, flageolets.
Les autres féculents	Pommes de terre, maïs, petits pois.

Le caractère « lent » ou « rapide » d'un aliment riche en glucides reflète la rapidité ou la lenteur avec laquelle on le digère. Les nutritionnistes parlent également d'aliment à index glycémique élevé (les sucres rapides) ou bas (les sucres lents). Dans ce livre, par souci de meilleure compréhension, je parlerai de glucides lents (ou sucres lents) pour les aliments à index glycémique bas (lentement digérés),

Glucides lents ou sucres rapides ?

— Également nommés *« sucres rapides », les glucides rapides* sont présents dans le sucre de table et de nombreux aliments sucrés, dans les confiseries, les sodas, ainsi que dans certains aliments peu ou non sucrés, mais trop raffinés (par exemple, le pain blanc) ou trop « travaillés » par l'industrie agroalimentaire (les biscottes, les biscuits salés, la plupart des céréales du petit déjeuner). Consommés trop souvent, les glucides rapides sont plutôt néfastes pour votre santé.

— Les *glucides lents, appelés aussi « sucres lents »*, sont présents dans la plupart des fruits, les légumes secs, les pâtes, le riz, la semoule, le blé concassé (boulgour), les flocons d'avoine ainsi que dans certains pains spéciaux (complet, aux céréales, de seigle, intégral), notamment lorsque la farine est relativement peu moulue et que le pain paraît dense et compact. Les glucides lents sont bénéfiques pour votre santé.

— Quant aux *pommes de terre*, elles peuvent relever des premiers ou des seconds, tout dépend de leur mode de préparation : en purée ou sous forme de frites, elles procurent à l'organisme des glucides rapides ; cuites avec la peau et entières, non coupées (pour éviter le contact direct de l'eau avec la chair de la pomme de terre), elles fournissent des sucres lents ; c'est notamment le cas après une cuisson au four.

de glucides rapides (ou sucres rapides) pour ceux à index glycémique élevé (rapidement digérés).

Pour éviter de prendre du poids, pour être en meilleure forme, mais aussi pour protéger votre cœur et votre cerveau, vous avez intérêt à abaisser l'index glycémique global de vos repas. Pour y parvenir, deux solutions complémentaires :

- privilégier les glucides lents (voir tableau ci-dessus) ;

• ralentir les glucides de vos repas en suivant les conseils simples résumés dans le tableau suivant. Grâce à cette seconde solution, vous n'aurez pas besoin de bannir de votre alimentation les aliments riches en sucres rapides, mais vous pourrez manger de tout.

Moins de sucres rapides, plus de glucides lents : comment s'y prendre à chaque repas

— Privilégiez les aliments riches en glucides lents (voir tableau plus haut).
— Évitez les sodas, les jus de fruits.
— Modérez la consommation de purées et de compotes ; préférer les aliments non mixés.
— Consommez des aliments complets ou associez au cours d'un même repas un féculent et un légume vert (voir page 210) : les fibres du légume ralentiront la digestion des glucides du féculent.
— Limitez le temps de cuisson (par exemple, mangez les pâtes « al dente »).
— Faites cuire les pommes de terre entières et en robe des champs (avec leur peau).
— Incorporez un peu de matière grasse dans vos plats (un filet d'huile de colza, de noix ou d'olive, une noisette de beurre, etc.).
— Réservez les aliments sucrés pour la fin des repas, au dessert : la digestion de leurs sucres rapides sera ralentie par celle des aliments qui les auront précédés au cours du repas.

➤ *Comment bien choisir les féculents pour protéger votre cœur*

Les légumes secs, le boulgour, les pâtes, le riz complet ainsi que le pain complet, le pain de seigle ou le pain aux céréales sont les plus efficaces contre les maladies cardiovasculaires et le diabète. Cependant, le riz traditionnel ainsi que les pommes de terre ou la semoule ne manquent pas d'intérêt non plus.

Plusieurs éléments expliquent cette protection :

• *La richesse en fibres* : celles-ci diminuent la tension artérielle et abaissent le mauvais cholestérol (LDL) ; ainsi, une consommation d'aliments riches en fibres et en glucides lents pourrait diminuer le risque de maladies cardiaques d'environ 40 %. De plus, les fibres réduisent le risque de survenue d'un diabète.

• *La présence de protéines végétales* : celles-ci ont, elles aussi, la propriété de réduire légèrement la tension artérielle ; surtout, elles agissent sur l'homocystéine, une substance fabriquée par le corps humain et qui s'avère dangereuse pour le cœur et les artères lorsqu'elle est en concentration élevée dans le sang. Or, si l'homocystéine est augmentée par les protéines d'origine animale (présentes dans les viandes, poissons ou produits laitiers), elle est diminuée par les protéines végétales des légumes secs ou des aliments d'origine céréalière.

• *Les vitamines B6 et B9* (présentes surtout dans les légumes secs, le boulgour, les pâtes et le riz complet) diminuent l'homocystéine, comme le font très probablement les protéines végétales.

• *L'apport en magnésium* : celui-ci est très probablement un élément protecteur pour le cœur et les artères.

• *La présence de glucides lents* : ces sucres sont assimilés lentement par l'organisme, entraînant une montée douce de la glycémie et de l'insuline dans le sang. Comparée à une nourriture riche en sucres rapides, cette « lenteur » réduit le risque de maladies cardio-vasculaires et de diabète (le risque de diabète est diminué de moitié par une alimentation riche en sucres lents et en légumes).

Pâtes et riz à cuisson rapide : des progrès technologiques source d'inconvénients nutritionnels

Pour nous aider à cuisiner plus vite, l'industrie agroalimentaire a mis au point des pâtes et du riz à cuisson rapide – 2 à 3 minutes au lieu des 8 à 15 habituelles. Revers de la médaille, le processus technologique de fabrication perturbe l'architecture des glucides qui s'éloignent alors de la famille des glucides lents pour se rapprocher de celle des sucres rapides. Pour votre santé, mieux vaut donc rester fidèle aux formes traditionnelles du riz et des pâtes.

➤ *Comment bien choisir les féculents pour vous protéger du cancer*

Pour vous protéger du cancer, vous aurez également intérêt à privilégier les légumes secs, les aliments céréaliers complets et une alimentation à dominante « glucides lents » (voir tableau page 63).

Les légumes secs sont une source importante de folates (vitamine B9) et de polyphénols, à l'instar des légumes verts. Or, les folates, comme les polyphénols, combattent la prolifération des cellules cancéreuses.

Les légumes secs ainsi que les aliments complets d'origine céréalière sont riches en phytates, qui auraient un rôle protecteur vis-à-vis du cancer du côlon.

Si vous choisissez de préparer vos plats de manière à abaisser l'index glycémique de vos repas (et donc à « ralentir » vos glucides), vous fabriquerez moins d'insuline (une hormone que votre pancréas sécrète dans le sang au cours de la digestion). Or le fait d'abaisser cette hormone ralentit la prolifération des cellules de l'organisme et réduit les risques de développer une tumeur cancéreuse. C'est par ce même mécanisme que le sport et la perte de poids en cas d'obésité diminuent également le risque de cancer.

Pain complet, pain aux céréales. Faut-il craindre les pesticides ? Faut-il les choisir « bio » ?

— Ces pains sont fabriqués à partir du grain de blé entier et, à ce titre, contiennent du son. Celui-ci constitue l'enveloppe du grain, et se trouve directement au contact des pesticides et des engrais. Faut-il s'en méfier ?

— En fait, sauf en cas d'accident ou de fraude, les quantités de ces produits chimiques contenus dans les aliments ne présentent aucun risque sanitaire. On peut donc sans danger acheter son pain complet auprès de son boulanger habituel.

— Le cas du pain au son est particulier. Il correspond à du pain complet auquel on a adjoint du son brut. Son seul atout est d'accélérer le transit intestinal ; il n'est donc conseillé qu'en cas de constipation opiniâtre. Vu sa richesse en son (20 à 30 % du poids total du pain), il est le seul pour lequel les variétés issues de l'agriculture biologique ont un réel intérêt.

➤ *Quel pain choisir ?*

Choisissez un pain de boulanger compact, dense et lent à mâcher. Ce genre de pain est riche en sucres lents. C'est le plus souvent le cas du pain complet, et surtout du pain aux céréales ou du pain de seigle. De plus, à la différence du pain blanc (baguette ou pain de campagne), ces pains sont riches en fibres, en magnésium et en vitamines B qui protègent des maladies cardio-vasculaires.

> Mis à part certains pains de seigle noir d'origine nordique tels le Pumpernickel ou le Schwartzbrot, les pains industriels (pain de mie blanc ou pain de mie complet, pain tranché au son, etc.) sont généralement enrichis en sucre et en matières grasses. Surtout, leurs mies sont trop aérées, pas assez compactes : ils sont alors sources de sucres plus rapides, moins favorables à votre santé.

Les baguettes d'apparence légère et trop aérée, à la farine toute blanche, sont riches en glucides rapides. Cependant, sans être à proprement parler complètes, certaines baguettes au levain ou pétries à l'ancienne ont plus de « tenue en bouche » (on met plus longtemps à les mastiquer avant de les avaler) : si le pain aux céréales ou le pain de seigle ne vous attirent pas, elles feront l'affaire.

Les biscottes paraissent plus légères que le pain, alors même qu'elles sont plus riches en graisses, en sucre et en calories. De plus, pour leur donner leur texture craquante, le blé subit des transformations industrielles qui le transforment en un sucre rapide, moins favorable. La même remarque s'applique aux petits pains suédois

(Krisprolls) ainsi qu'aux galettes de riz. Il est donc préférable de prendre du pain ; néanmoins, si vous êtes un adepte des biscottes, choisissez de préférence les variétés complètes ou aux céréales.

➤ *Comment bien choisir votre pain et vos féculents pour protéger votre cerveau*

Bien choisir son pain et ses féculents ainsi que les moments où on les consomme joue un rôle important dans les performances intellectuelles au cours de la journée (voir page 13). En revanche, peu de travaux scientifiques ont étudié les effets de ces choix sur le vieillissement ou les alté-

Le pain, les féculents et vous : mes conseils

— Le pain ou les flocons d'avoine au petit déjeuner et au goûter, les féculents ou le pain au déjeuner et au dîner : mangez-en selon votre appétit, à votre faim.
— Pour votre santé, pour votre forme et pour votre ligne, préférez le pain de seigle ou le pain aux céréales plutôt que les pains blancs ; les flocons d'avoine plutôt que les corn flakes ; les pommes de terre en robe des champs plutôt que la purée ou les frites.
— Les légumes secs, le blé concassé (le boulgour), les pâtes et le riz complet sont particulièrement intéressants pour votre santé.
— Le pain et les féculents sont riches en énergie : pour éviter l'excès de poids, mangez-en à votre faim, mais pas au-delà, et associez-les à des légumes (voir page 210) : ainsi, vous vous sentirez à la fois rassasié et en forme ; vous préserverez votre santé et garderez (ou retrouverez) la ligne.

rations du cerveau. Sachez cependant que le vieillissement des protéines de l'organisme — dont celles du cerveau — est retardé par une nourriture à faible index glycémique : un argument de plus pour suivre nos conseils concernant glucides lents et sucres rapides.

Lait, yaourts et fromages : une protection probable, mais qui reste encore à prouver

Source irremplaçable (ou presque) de calcium, le lait et les produits laitiers jouent un rôle primordial dans la croissance et la minéralisation osseuses, puis dans la lutte contre l'ostéoporose. Leurs atouts sont plus modestes dans la prévention du cancer et des maladies cardio-vasculaires.

Certains arguments plaident en faveur des produits laitiers dans la protection vis-à-vis des maladies cardio-vasculaires. Ils sont en effet riches en calcium et en potassium, deux éléments qui réduisent la tension artérielle et donc protègent le cerveau contre les accidents vasculaires. De plus, le calcium réduit le « mauvais » cholestérol, le LDL (voir page 173) ; ainsi, parmi les femmes ménopausées, celles dont les apports en calcium sont les plus élevés voient leur risque de faire un infarctus du myocarde réduit d'un tiers.

C'est surtout si vous souffrez d'un excès de poids ou d'une obésité que les produits laitiers pourraient être intéressants pour protéger le cœur et les artères. D'après une étude américaine réalisée sur plus de 3 000 adultes, chaque produit laitier consommé quotidiennement réduirait de 20 % le risque de souffrir d'un diabète, d'un excès de cholestérol

Quoi choisir : yaourts traditionnels ou nouveaux produits (Actimel, L-Caséi, Bifidus, etc.)

— L'appellation yaourt est réservée aux produits lactés ensemencés avec deux ferments lactiques, le *Lactobacillus bulgaricus* et le *Streptococcus thermophilus*.

— Outre leur rôle éventuel dans la prévention des maladies cardio-vasculaires et du cancer, ces deux familles de bactéries ont l'intérêt de prédigérer le lactose du lait (les yaourts sont plus digestes), de réguler le transit et de lutter contre les diarrhées, notamment chez l'enfant.

— D'autres laits fermentés sont plus récemment arrivés sur le marché. Ensemencés par diverses autres bactéries, ils n'ont, de ce fait, pas droit à l'appellation yaourt ou yogourt, mais, paradoxalement, ils revendiquent souvent un intérêt-santé supérieur. Ce sont, par exemple, les produits au *bifidus*, l'Actimel et autres laits fermentés au *L-Caséi defensis* ou au *L-Caséi 1*, etc. Ils sont plus onéreux que les yaourts classiques, mais n'ont jusqu'à présent pas démontré avoir chez l'homme un réel intérêt supplémentaire. À vous de choisir, selon vos goûts et votre budget.

ou d'une hypertension artérielle ; toujours d'après cette étude, les yaourts sont, sur ce plan, les plus efficaces.

Les produits laitiers protégeraient du cancer du côlon et du rectum grâce à leur richesse en calcium, grâce également à l'« acide linoléique conjugué », un acide gras présent en petites quantités dans les produits laitiers et qui semble avoir des effets protecteurs bien particuliers. Ce bénéfice serait accru avec les yaourts et les autres produits lactés fermentés : les bactéries lactiques stimulent les défenses immunitaires du côlon et réduisent le risque de formation de molécules cancérigènes. De plus, les bactéries des yaourts absorbent certains mutagènes (substances cancérigènes) liés aux aliments cuits comme ceux des viandes grillées ou cuites au barbecue : un yaourt après la côtelette grillée pour protéger votre côlon ?

Cependant, les preuves manquent encore pour affirmer définitivement le rôle préventif des produits laitiers. La raison pourrait être que les plus gras d'entre eux ont l'inconvénient d'être riches en acides gras saturés (voir page 46) ; or, lorsqu'on en consomme trop, ces derniers favorisent l'athérosclérose ainsi que les cancers du côlon, de la prostate et du sein.

Lait, produits laitiers et vous : mes conseils

— Riches en calcium, le lait et les produits laitiers sont importants pour la croissance puis le maintien d'un bon capital osseux.

— Concernant le cancer ou les maladies cardio-vasculaires, leurs effets protecteurs sont probables, mais moins marqués et parfois ambigus ; les yaourts et autres laits fermentés sont sur ce plan les plus prometteurs.

— Pour limiter vos apports en acides gras saturés, néfastes vis-à-vis du cancer et des maladies cardio-vasculaires, modérez votre consommation de fromage et privilégiez les laitages peu gras (voir page 213) ; ce conseil est surtout important si vous avez trop de cholestérol ou trop de poids.

— Dégustez votre fromage avec une salade verte : les vitamines et les fibres de la salade compenseront les acides gras saturés du fromage. Pour encore plus de santé, assaisonnez cette salade avec de l'huile de colza ou de l'huile de noix, toutes deux riches en oméga 3.

Autre argument défavorable, le lactose (principal glucide du lait et des laitages) paraît plutôt néfaste pour les artères et, de plus, il favorise la cataracte. Mais une parade simple existe : choisir les yaourts (pauvres en lactose) plus souvent que le lait, le fromage blanc ou les autres desserts lactés (plus riches). Le fromage a l'avantage d'être lui aussi pauvre en lactose, mais il est plutôt riche en acides gras saturés : si vous êtes amateur, ne vous en privez pas ; mais appréciez-le en quantités modérées surtout si vous avez trop de cholestérol.

Herbes et épices : la cerise sur le gâteau ?

D'origine végétale, les épices constituent des concentrés de saveurs et paraissent parfois bien agressives à nos palais occidentaux habitués à des parfums plus neutres ou plus suaves. Pourtant, comme les herbes, les épices transmettent leurs goûts et leurs couleurs à nos assiettes ; on leur découvre, en outre, des propriétés prometteuses pour notre santé.

➤ *Le bénéfice des épices*

On connaît de longue date les vertus antiseptiques des épices : les traditions culinaires sont inspirées par la sagesse puisque, de fait, on consomme les épices surtout dans les pays chauds, là où le risque de gastro-entérite est le plus important. Plus récemment, on a isolé dans les épices et dans les herbes aromatiques, plus de 100 molécules protectrices aux propriétés antioxydantes (voir page 41), présentes notamment dans le romarin, l'origan, les herbes de Provence, le cumin, le paprika.

Même s'il est encore trop tôt pour l'affirmer, on peut donc espérer que leur consommation protège des maladies cardio-vasculaires ou des cancers. Plusieurs expériences portant sur l'animal ou sur des cultures de cellules prêtent ainsi des propriétés anticancéreuses au curcuma, au romarin, à la sauge, au curry ou au poivre. Par ailleurs, d'après une autre expérience, le curcuma pourrait freiner le processus qui conduit à la formation dans le cerveau de lésions (les plaques amyloïdes) caractéristiques de la maladie d'Alzheimer.

Herbes, épices et vous : mes conseils

— Si vous en appréciez déjà les saveurs, n'hésitez pas : usez, sans abuser, des herbes et des épices.
— Lorsque vous cuisinez épicé, réduisez les quantités habituelles de sel et de matières grasses dans la préparation de vos plats : ils vous paraîtront néanmoins savoureux et onctueux.
— Évitez d'avaler des bouchées très chaudes, notamment lorsque votre plat est épicé.

➤ *D'autres atouts*

Outre ces effets protecteurs (non encore prouvés chez l'homme, mais supposés), les épices ont d'autres atouts à faire valoir. D'abord, leur caractère « chauffant » n'est pas qu'une impression subjective puisque leur consommation augmente de façon tout à fait objective les calories que notre organisme brûle après un repas : une façon de lutter conte l'excès de poids ? Par ailleurs, leurs caractéristiques organoleptiques vous permettront de réaliser une cuisine moins grasse et moins salée, mais que vous apprécierez autant, voire plus.

Mais attention à ne pas exagérer : la surconsommation de plats très épicés et très chauds favorise la survenue de cancers de l'œsophage et de l'estomac, cela en raison de la double irritation (la saveur « piquante » et la chaleur) des muqueuses qu'elle occasionne.

Beauté de la peau : l'équilibre sans les artifices

Conserver une peau jeune, chacun le souhaite. Étant donné le rôle protecteur d'une alimentation saine sur le cerveau et le cœur, il paraît légitime d'espérer ralentir aussi le vieillissement cutané en se nourrissant mieux.

➤ *Les carences alimentaires et leurs effets sur la peau*

Dans les pays en voie de développement, les malnutritions sévères liées aux famines génèrent une altération marquée de la peau ; celle-ci devient trop fine, sèche, parfois colorée avec, en plus, apparition d'aphtes dans la bouche, fragilisation des cheveux et des ongles. Dans les pays développés, ces symptômes peuvent s'observer chez des malades en fin de vie, ou, à un degré moindre, en cas de grand déséquilibre alimentaire : alcoolisme, certains régimes fantaisistes ou amaigrissants suivis plusieurs mois, etc.

Lorsqu'elles sont prolongées, certaines carences plus précises sont également en cause :

- épaississement de la peau, accentuation d'une acné préexistante et saignement des gencives pour la carence en vitamine C (présente dans les fruits et légumes) ;
- aphtes ou autres lésions buccales et coloration de la pulpe des doigts pour la carence en vitamine B12

(présente dans les poissons, la viande et les volailles, les œufs, les produits laitiers) ;
- épaississement de la peau pour la carence en vitamine A (présente dans les fromages, le beurre, la margarine, les poissons gras) ;
- eczéma, acné et perte des cheveux pour la carence en zinc ; perte des cheveux, démangeaisons et anomalies des muqueuses buccales pour la carence en fer. Le zinc et le fer sont présents dans les mêmes aliments que la vitamine B12 ; ces carences sont parfois provoquées par un abus d'aliments au son car ceux-ci réduisent l'assimilation du zinc et du fer ;
- peau sèche et se détachant par lambeaux, psoriasis, perte de la souplesse de la peau pour la carence en oméga 3 et oméga 6 (surtout présents dans les huiles et les poissons gras) : cette carence s'observe notamment en cas d'anorexie mentale, d'alcoolisme ou de certaines maladies digestives.

Ces exemples soulignent l'intérêt d'une alimentation variée n'excluant ni les fruits et légumes ni les aliments d'origine animale.

➤ *Peut-on ralentir le vieillissement de la peau par le choix de ses aliments ?*

Après avoir observé les perturbations liées aux carences alimentaires, les dermatologues ont espéré que, de façon symétrique, certaines supplémentations puissent retarder le vieillissement de la peau. Dans la foulée, les laboratoires de cosmétique ont engagé certains travaux de recherche dans ce domaine. Force est de constater que les résultats ont été décevants, sauf dans quelques cas rares :

– l'huile d'onagre dans une maladie génétique rare, la dermatite atopique,
– les graisses oméga 3 (voir page 46) dans certaines formes de psoriasis.

On en reste encore aux étapes préliminaires de la recherche, même si certains résultats sont encourageants : l'ail dans la prévention du vieillissement des lipides de la peau ; les polyphénols du thé vert contre les effets du soleil.

Lorsqu'elles sont excessives, les supplémentations médicamenteuses s'avèrent même néfastes pour la peau :

– un excès de vitamine C ou de bêta-carotène, par des suppléments médicamenteux, favorise les processus d'oxydation (voir page 41), alors que, apportés par l'alimentation, ces mêmes nutriments protègent,
– l'excès en vitamine A rend la peau trop fine et trop sèche,
– l'excès en fer rend la peau grise.

Le principal conseil pour protéger votre peau sera donc de manger de façon variée, en privilégiant les fruits, les légumes, les poissons gras et les huiles (colza notamment pour ses oméga 3), mais sans exclure pour autant la viande ou les féculents : des choix finalement voisins de ceux qui protègent le cœur (voir page 28).

Mais il n'existe pas d'aliment « miracle » qui permettrait, à lui tout seul, de rendre la peau plus douce, de lui donner plus d'éclat ou encore de traiter des troubles comme l'acné ou la peau sèche. Par ailleurs, à l'heure actuelle, aucun complément alimentaire ou supplément médicamenteux n'a démontré son efficacité pour ralentir le vieillissement de la peau. Si vous êtes, néanmoins, tenté par certains, parlez-en auparavant à votre dermatologue pour éviter un surdosage néfaste.

CHAPITRE 4

Aliments à risque : apprenez à en faire des amis

On prête à de nombreux aliments des effets néfastes sur le cœur, voire un effet cancérigène. Lorsqu'elle existe, cette mauvaise réputation est-elle le seul fruit de la rumeur, ou doit-elle effectivement vous conduire à être prudent ? La réponse s'avère nuancée selon les aliments en cause.

La viande rouge

➤ *Viande rouge et maladies cardio-vasculaires*

On a imputé à l'excès de viande rouge la survenue de maladies cardio-vasculaires comme l'infarctus du myocarde. C'est ce qu'évoque d'abord la comparaison entre divers pays. Ainsi, en Crète, la consommation moyenne de viande était de 35 g par jour — ce qui équivaut à un bifteck moyen deux fois par semaine — contre 138 g (soit quatre fois plus) en Hollande et 273 g (soit huit fois plus) aux États-Unis. Parallèlement, la mortalité cardio-vasculaire était nettement plus élevée aux États-Unis ou en Europe du Nord que dans les pays méditerranéens comme la Crète.

• Effectivement, lorsqu'elle est grasse (voir tableau page 207), la viande favorise l'athérosclérose, car elle est riche en acides gras saturés, qui augmentent le cholestérol ainsi que, semble-t-il, la tension artérielle. De plus, les acides gras saturés facilitent la formation de caillots qui bouchent les artères.
• Par ailleurs, les protéines de la viande sont riches en méthionine, qui se transforme dans l'organisme en homocystéine. Or cette dernière augmente le risque d'accident cardiaque. C'est donc la nature même des protéines de la viande qui semble avoir un effet nocif lorsqu'on en mange trop.
• Enfin, certains chercheurs évoquent la richesse en fer de la viande ; lorsque ce dernier est en excès dans l'organisme, il favorise la formation de particules oxydées agressives pour les artères (voir page 41).

➤ *Viande rouge et cancer*

Plusieurs travaux scientifiques évoquent aussi la responsabilité d'une consommation élevée de viande rouge (bœuf notamment, mais aussi porc et mouton) dans la genèse du cancer du côlon (le plus fréquent en France), à l'inverse de celle de poisson. Ainsi, une consommation quotidienne de viande rouge supérieure à 120 g est associée à une augmentation de 20 % du risque de cancer colo-rectal. La viande est également mise en cause dans le cancer de la prostate ou du sein. Les mécanismes présidant à ces relations sont encore mal connus.

En fait, la préparation et l'accompagnement de la viande seraient les principaux responsables :
• Une cuisson trop forte, au gril ou en friture, conduit à la formation de particules (amines) cancérigènes. Mieux vaut

donc éviter les viandes à l'aspect trop grillé ou carbonisé ; la nocivité est accrue lorsque la flamme est directement en contact avec la viande : attention à surveiller vos grillades ou votre barbecue si vous êtes un adepte ! La viande n'est pas seule en cause : des saucisses ou des sardines grillées à la surface noircie généreront les mêmes risques.
• Les gros adeptes de viande mangent généralement peu de fruits et légumes ; la relation entre viande et cancer serait alors liée à une absence… celle des légumes.
• Les grands amateurs de viande sont généralement des gros mangeurs ; plus que la viande elle-même, l'excès global de nourriture serait alors fautif.

➤ *De l'intérêt d'une consommation modérée de viande rouge*

La viande apporte plusieurs éléments nutritifs dont votre organisme profitera sans danger si vous en modérez les quantités (deux ou trois morceaux de 100 g de viande rouge par semaine, soit l'équivalent de deux ou trois biftecks de taille moyenne) :
• *Des protéines* de bonne qualité, importantes pour le renouvellement des cellules des muscles et des organes comme pour la lutte contre l'ostéoporose (un apport protéique convenable est fondamental chez l'enfant, la personne âgée et le sportif).
• *Du zinc et du sélénium*, deux oligo-éléments qui participent à la prévention des phénomènes d'oxydation et donc à la protection contre les maladies cardio-vasculaires et les cancers.
• *Du fer*. Comme pour le zinc et le sélénium, l'excès de fer est néfaste, mais les carences aussi. Un déficit en fer entraîne fatigue, anémie, sensibilité aux infections et réduction des

capacités intellectuelles ; les femmes, en raison de leurs règles, et les enfants, y sont plus sujets que les hommes.

• *De la vitamine B12*, absente des produits d'origine végétale, et indispensable aux cellules nerveuses ainsi qu'à la protection des artères : avec la vitamine B6 et les folates (vitamine B9), elle lutte contre l'excès d'homocystéine et donc contre l'altération des artères et du cerveau.

• Certaines viandes contiennent même des *acides gras oméga 3* (voir page 46), lorsque les bovins ou les ovins ont été nourris non pas aux farines, mais à l'herbage et plus particulièrement au lin.

La viande rouge et vous : mes conseils

Si vous aimez la viande rouge, mangez-la sans crainte, mais :
— mangez également des légumes au même repas,
— modérez les portions (deux ou trois morceaux de 100 g par semaine),
— préférez les variétés peu grasses (voir page 207),
— et n'abusez pas de grillades ou barbecues.
Si vous ne l'appréciez pas, ne vous forcez pas. En consommant par ailleurs des volailles, de la viande blanche ou du poisson, vous ne serez pas carencé.

On peut conclure de ces informations parfois paradoxales que, comme ailleurs, l'équilibre et la santé se trouvent dans la mesure. L'excès de viande, rouge et grasse en particulier, est néfaste, notamment si, de surcroît, vous consommez peu de fruits et légumes. Mais la viande apporte des éléments nutritifs de haute valeur pour l'organisme qui rendent sa consommation bénéfique lorsqu'elle est modérée et associée à une nourriture riche en végétaux.

Cela explique sans doute que les végétariens qui excluent tous les aliments d'origine animale ont une espérance de vie plus courte que ceux qui en mangent de petites quantités.

La charcuterie

Même si elle fait partie de notre terroir gastronomique et si, par sa sapidité, elle nous procure bien des plaisirs, la charcuterie a souvent l'image du mauvais élève de la classe quant à ses qualités nutritionnelles. Il est vrai qu'elle cumule plusieurs « inconvénients » : généralement grasse et riche en graisses saturées (voir page 46), elle a de plus une haute teneur en sel et en produits de conservation comme les nitrites.

➤ *Charcuterie et maladies cardio-vasculaires*

Sur le cœur et les artères, les charcuteries les plus grasses (plus de 20 g pour 100 g, voir tableau ci-dessous) sont les plus néfastes ; leurs conséquences, et les mécanismes responsables, sont les mêmes que ceux évoqués pour la viande rouge (voir page 79).

Charcuteries : certaines sont grasses, d'autres non	
LES PLUS GRASSES (plus de 40 g de graisses pour 100 g de charcuterie)	Chorizo, salami, foie gras, rillettes, saucisse alsacienne (gendarme).
TRÈS GRASSES (entre 30 et 40 g)	Pâté de foie de porc, boudin noir, saucisson, chair à saucisse.

GRASSES (entre 20 et 30 g)	Cervelas, saucisse fraîche, saucisson à l'ail, mortadelle, saucisse de Strasbourg, saucisse de Francfort, merguez, saucisse de Montbéliard, de Toulouse, boudin blanc, pâté de campagne, pâté de foie de volaille, pâté en croûte, terrine de canard, lard maigre, poitrine de porc fumée.
MOYENNEMENT GRASSES (entre 10 et 20 g)	Andouillette, galantine, fromage de tête, pâté de lapin, jambon sec.
PEU GRASSES (entre 5 et 10 g)	Jambon cuit, bacon, tripes à la mode de Caen.

➤ *Charcuterie et cancers*

Quant aux cancers, les charcuteries sont essentiellement mises en cause, au niveau des organes de la digestion : par rapport aux non-consommateurs, les grands consommateurs de charcuteries (plus de 30 g par jour en moyenne, soit plus de 210-250 g par semaine) voient leur risque de cancer de l'estomac multiplié par deux, celui du pancréas augmenté de moitié et du côlon ou du rectum de 30 %.

Plusieurs facteurs expliquent ces chiffres :
- La richesse de la charcuterie en graisses saturées.
- La présence de conservateurs.
- Le rôle de la fumaison (pour les charcuteries fumées) qui conduit à la formation de dérivés nitrés cancérigènes.

Ne renoncez pas pour autant à la charcuterie si vous en êtes amateur : comme la viande rouge, et à peu près de la même manière (voir page 81), elle est source d'éléments nutritifs intéressants. De plus, sa facilité d'emploi la rend intéressante pour réaliser un repas simple qui sera équilibré s'il comprend également une salade ou des légumes, ainsi que du pain ou des féculents.

La charcuterie et vous : mes conseils

— Privilégiez les charcuteries peu grasses ou moyennement grasses (voir tableau pages 83 et 84). Limitez les autres aux moments exceptionnels.
— Ne consommez de la charcuterie qu'une ou deux fois par semaine. Modérez les portions (entre 30 et 100 g par occasion).
— Accompagnez-la de légumes « verts » ou d'une belle salade : les exemples ci-dessous vous donneront des idées.
— Elle fait double emploi avec la viande : utilisez-la plus souvent pour remplacer un plat de viande ou de volaille que pour le précéder.

Pour préparer un plat simple et bien équilibré, composez une salade comprenant :

- de la charcuterie (30 à 50 g par personne, voire 100 g en l'absence de féculent),
- des crudités (200 g par personne, soit, par exemple, une belle tomate et de la salade verte),
- un féculent ou du pain,
- une vinaigrette à base d'huile de colza, d'olive ou de noix.

Pratique : la charcuterie dans une salade composée			
Une charcuterie	**Des crudités**	**Un féculent**	**Une huile pour la vinaigrette**
Jambon cuit	Tomates et poivrons	Maïs	Huile d'olive
Saucisson à l'ail	Salade verte et cœurs d'artichaut	Pommes de terre	Huile de colza
Bacon ou lard grillé	Épinards et champignons de Paris	Croûtons de pain grillés ou pain au levain	Huile de noix
Jambon cru	Tomates, cœurs de palmier et quelques feuilles de basilic	Pâtes	Huile d'olive

Les œufs

La mauvaise réputation des œufs est liée à la richesse du jaune en cholestérol ; ainsi, on les a longtemps exclus des régimes proposés aux cardiaques, parce qu'on craignait qu'ils n'augmentent le cholestérol sanguin et, ce faisant, le risque d'infarctus du myocarde. On s'est aperçu depuis que, sauf chez certains individus dont l'organisme y est particulièrement sensible, le cholestérol des aliments modifiait peu le cholestérol sanguin. Et les médecins n'interdisent plus à présent la consommation d'œufs aux personnes souffrant d'hypercholestérolémie, même s'ils en limitent la fréquence.

Les œufs ont, par ailleurs, de nombreux atouts :
• *Leur richesse en protéines* d'aussi bonne qualité que celles de la viande : deux œufs peuvent remplacer 100 g de viande.
• *Leur richesse en fer*, en vitamines A, D et en vitamines du groupe B.
• *La qualité de leurs lipides* : mis à part leur teneur élevée en cholestérol, les graisses de l'œuf sont plutôt bien équilibrées et certains phospholipides apparaissent même intéressants pour le cerveau. Depuis quelques années sont apparus sur le marché des œufs issus de poules nourries avec des graines de lin, une céréale riche en oméga 3 (voir page 118) : ces œufs, plus riches en oméga 3 que les œufs traditionnels, ont une teneur en acides gras satisfaisante pour le cœur.
• *Leur coût* : très bon marché — trois à six fois moins chers que la viande —, les œufs permettent de faire des économies par rapport à l'achat de viande, et donc de consacrer une part plus importante du budget alimentaire aux fruits et légumes ou au poisson.
• *La multiplicité des préparations possibles*, coque, dur, sur le plat, brouillé, mollet, en omelette, etc., autant de façons

Les œufs et vous : mes conseils

— Si vous n'avez pas de problème de cholestérol, consommez-les selon vos goûts jusqu'à 6-8 œufs par semaine.
— Ne les cuisinez pas trop souvent au beurre, à la margarine ou à la crème.
— Si vous avez trop de mauvais cholestérol (dénommé cholestérol LDL sur vos résultats d'analyse), ne dépassez pas quatre œufs par semaine.
— Si vous avez des problèmes cardiaques, privilégiez les œufs riches en oméga 3 (voir page 118).

de varier plats et saveurs sans parler de leur incorporation dans certains plats (quiches, soufflés, etc.) ou dans de nombreux desserts.

Plats cuisinés : de la conserve au surgelé

Mères de famille, célibataires actifs, ou piètres cuisiniers, nous sommes nombreux à apprécier les services des plats cuisinés qui procurent diversité des saveurs (même si on fait souvent mieux lorsqu'on cuisine soi-même) et surtout gain de temps. Des plats cuisinés que nous dégustons sans avoir toujours très bonne conscience, des plats cuisinés dont nous ne connaissons pas toujours bien les ingrédients.

Faudrait-il s'en méfier ? Pour répondre, il convient d'analyser deux aspects de ces plats : d'une part le mode de conservation, de l'autre le contenu, c'est-à-dire la qualité de leurs ingrédients.

➤ *Conserves, surgelés ou sous-vide ?*

Étant donné le mode de vie moderne, les circuits de distribution et le manque de temps, il est impossible de limiter notre alimentation aux seuls produits frais. Avec les conserves, les produits surgelés et les plats cuisinés sous vide, les industries agroalimentaires vous proposent de simplifier vos repas. Que faut-il en penser pour votre santé ?

La boîte de conserve : une aïeule encore solide

Souvent déconsidérées, les boîtes de conserve ont pourtant un réel intérêt nutritionnel. La mise en conserve comporte deux étapes :

• Près des lieux de production, le traitement par la chaleur des aliments récoltés à maturité a pour objet de détruire les microbes et leurs toxines dont la présence ou le développement pourraient altérer la denrée et la rendre impropre à la consommation.
• Puis, après l'avoir refroidi, on place l'aliment dans un emballage étanche, qui le préserve du contact avec l'air ou la lumière.

Que deviennent les principes nutritifs ? Les protides, lipides et glucides ne subissent pas d'altération. Les minéraux sont en partie dissous dans le liquide d'accompagnement, qu'il convient donc d'utiliser chaque fois que possible. La plupart des vitamines sont peu affectées du fait de la brièveté du chauffage et de l'étanchéité de l'emballage. La vitamine C et celles du groupe B sont sensibles à la chaleur, mais la teneur d'un légume issu d'une conserve est supérieure à celle d'un légume acheté frais, puis stocké quelques jours ou cuit trop longtemps.

Les conserves en verre : un luxe inutile

Plus appétissantes et présentées comme étant d'une qualité supérieure, les conserves en bocaux de verre sont plus chères que les autres. Pourtant, comme elles ne sont pas à l'abri de la lumière, elles sont plus fragiles : les néons des supermarchés risquent de détruire progressivement leurs vitamines (pour les bocaux de légumes) ou leurs graisses oméga 3 (pour les bocaux de poisson comme les roll mops). Ce ne sont pas des mauvais produits, mais elles sont plutôt moins bénéfiques que les classiques conserves en métal.

La congélation : l'aliment qui venait du froid

Pour inhiber la prolifération des microbes, la congélation, ou surgélation, soumet l'aliment à une température de – 30° avant de l'entreposer à – 18° degrés. À la différence de la chaleur utilisée pour la mise en conserve, le froid ne détruit pas les germes, mais conserve les bactéries en l'état : afin d'éviter leur prolifération, il est donc primordial de ne pas rompre la chaîne du froid entre la fabrication et la consommation.

Sur le plan des éléments nutritifs, la congélation préserve les teneurs en lipides, glucides ou protéines comme les teneurs en vitamines ou en sels minéraux. Vous ne risquez pas de carences, à condition, là comme ailleurs, de diversifier votre alimentation. Plus problématique est le devenir des bonnes graisses du poisson, les oméga 3 : elles se dégradent lors du stockage prolongé du poisson congelé (voir page 60). Pour éviter ce phénomène, veillez à ce que la date de pêche soit la plus proche possible de celle de l'achat du poisson congelé ; si vous congelez vous-même du poisson frais, consommez-le dans les semaines qui suivent.

Les plats réfrigérés : la cuisine sous vide

Les produits crus, mais assaisonnés, sont placés dans des sachets de plastique soumis à un vide quasi absolu. Ils sont ensuite cuits lentement par immersion du sachet en eau chaude et ce à une température suffisamment basse (65° à 85°) pour ne pas en altérer la saveur. Pour finir, on refroidit brusquement le plat par passage d'eau froide puis glacée sur le sachet, et on le stocke à 3°.

Du fait de la température modérée présidant à leur cuisson, les plats réfrigérés conservent l'essentiel de leurs qualités nutritionnelles. Par ailleurs, cette technique conserve bien la saveur des ingrédients.

Le principal problème posé par ce procédé tient au risque de prolifération des bactéries, lié à la faible température de cuisson. Aussi, il est primordial que la chaîne du froid soit ensuite maintenue entre 0° et 3°.

Quel mode de conservation choisir ?

Pour ce qui est de la teneur en vitamines et en minéraux des aliments, les différences sont minimes entre les trois techniques de conservation. Par rapport aux aliments frais, les teneurs sont également comparables, si ce n'est pour les oméga 3 du poisson surgelé (voir page 60). Il convient donc de faire son choix sur d'autres critères que la valeur nutritionnelle.

Bactériologiquement, les produits surgelés ainsi que les plats sous vide réfrigérés sont des produits à risque si on ne respecte pas la chaîne du froid ; ils nécessitent de la vigilance de la part du distributeur comme de la vôtre. Pour leur part, les boîtes de conserve ne requièrent pas une telle pru-

Conserves, surgelés et vous : mes conseils

— Réalisez le plus souvent une cuisine simple à partir d'aliments « basiques ».

— Choisissez surtout des produits surgelés ou en conserve « au naturel », peu ou non cuisinés : ils sont aussi sains et vous seront aussi bénéfiques que leurs équivalents frais. Par exemple, en conserve : petits pois-carottes, tomates concassées ou entières pelées au jus, haricots verts, thon en boîte. Au rayon surgelés : poisson ou viande nature, potage nature, fruits rouges ou légumes verts.

dence ; de plus, elles autorisent des durées de stockage de l'ordre de plusieurs années, contre quelques mois pour les produits surgelés et quelques semaines pour les produits sous vide.

Les saveurs de ces plats, leur coût et le service rendu devraient finalement être les vrais critères de choix. Décidez-vous selon vos goûts, vos besoins et votre budget.

➤ *Plats cuisinés tout prêts : que vous réserve votre assiette ?*

Plus que le mode de conservation, c'est l'attention qu'a portée le fabricant au choix des ingrédients qui détermine les qualités nutritionnelles d'un produit en conserve, surgelé ou réfrigéré sous vide.

En conserve ou surgelés, les aliments « basiques », non cuisinés (légumes verts, fruits, viandes, poissons, etc.) sont de bonne qualité et ont leur place dans votre alimentation « santé » au quotidien lorsque vous n'avez pas le temps ou l'envie d'acheter puis de cuisiner des aliments frais. Dans ce cadre, les surgelés ont deux avantages : l'absence de sel, tout du moins lorsque l'aliment est vraiment « basique » (lisez la notice) ; un éventail de choix plus large. Les conserves ont, elles, l'avantage d'un coût plus modique et d'une simplicité de stockage bien utile.

En revanche, les plats cuisinés posent quelques problèmes. En effet, qu'ils soient à base de viande ou de poisson, de légumes ou de fromage, la plupart d'entre eux sont généralement assez gras et trop salés : les huiles ou la sauce sont généreusement présentes, mais les féculents souvent absents. De plus, les huiles utilisées sont rarement les plus favorables à un bon équilibre : l'industrie utilise surtout les huiles de coprah et de palme, ainsi que l'huile de tournesol.

Les deux premières sont d'origine végétale, mais ont la particularité d'être riches en acides gras saturés ; celle de tournesol est trop riche en oméga 6.

Trop de sel, trop de graisses, trop de saturés, trop d'oméga 6, et même présence de graisses « trans » (voir page 114) dans les tartes ou dans les pâtes à tarte : autant d'éléments plutôt néfastes tant pour le cœur et le cerveau que vis-à-vis du cancer lorsqu'on en consomme trop. Faut-il en avoir peur ? Sûrement si vous faites de ces plats votre quotidien sans vous soucier de leur composition ni manger par ailleurs des aliments plus « basiques ». Pas d'inquiétude en revanche si vous vous comportez en consommateur averti.

Plats cuisinés tout prêts et vous : mes conseils

— Lisez la liste des ingrédients ; préférez les plats préparés avec de l'huile d'olive ou d'arachide à ceux contenant du beurre, de la margarine ou une huile de coprah, de palme ou de tournesol.

— Rétablissez l'équilibre de votre repas en y incorporant un féculent (ou du pain) et/ou des légumes (ou une salade), selon ce qui manque au plat industriel.

— Modérez, ou mieux, évitez le sel pour le reste du repas.

— Pour vos plats « faits maison », soyez attentif au choix des aliments.

Le sel

De tout temps, l'homme a apprécié le sel et recherché la saveur salée. Sur le plan de la santé, cette recherche se justifiait pour nos ancêtres : le sel était relativement rare dans leur environnement alimentaire, alors même qu'il était (et bien sûr reste actuellement) indispensable à l'équilibre de l'organisme. Mais aujourd'hui, nous en consommons trop.

➤ *Pourquoi nous mangeons trop salé*

Notre organisme a besoin de sel, mais il se satisfait de 1 à 2 g de sel par jour, alors que nous en consommons en France près de 10 g, les hommes un peu plus que les femmes. Notre consommation provient certes du sel que chacun est libre d'ajouter à table ou en faisant la cuisine, mais les trois quarts sont issus de produits salés lors de leur préparation artisanale ou industrielle : pain et produits de boulangerie, charcuteries, soupes en pack ou en sachet, fromages, plats industriels, pizzas, quiches et tartes salées, sandwiches, viennoiseries, condiments et sauces, céréales croustillantes du petit déjeuner du type pétales de maïs et assimilés[1] (voir page 120), viennoiseries et biscuits, et même certains jus de fruits ou les sodas comme le Coca-Cola.

Ainsi, la grande majorité des produits manufacturés ainsi que de nombreux produits sucrés sont enrichis en sel au cours de leur fabrication. Pourquoi ces ajouts ? Pendant

---

1. En revanche, les flocons d'avoine et autres flocons de céréales « natures » sont généralement sans sel.

longtemps (avant la démocratisation du réfrigérateur), ce fut pour des raisons de conservation : les salaisons (charcuteries, morue salée, etc.) ralentissent la prolifération bactérienne et réduisent ainsi le risque de toxi-infection alimentaire.

Aujourd'hui, l'ajout de sel dans la fabrication des aliments répond avant tout à un objectif de sapidité : le caractère très salé de certains produits flatte notre attirance innée pour le sel, au point que les chercheurs parlent volontiers de « dépendance » au sel, comme on peut être dépendant au tabac. De plus, le sel sert à masquer certaines imperfections gustatives.

Les fabricants de sodas développent à ce propos une stratégie particulièrement efficace : le sel y accentue la saveur sucrée, et en cache le côté parfois amer, alors que lui-même est masqué par le sucre. De plus, sans que l'on en prenne conscience, la présence de sel dans les sodas concourt à pérenniser la sensation de soif, et l'on se ressert à nouveau du même soda. Conscient de la synergie de consommation entre sel et boissons sucrées, l'un des leaders mondiaux sur le marché des sodas s'est même porté acquéreur de l'un des grands producteurs de biscuits salés, espérant ainsi faire d'une pierre deux coups.

Enfin, le sel retient l'eau dans les tissus et, de ce fait, il a l'intérêt pour le producteur de « gonfler » artificiellement le poids de certains produits comme les viandes, les poissons et certains plats cuisinés.

➤ *Manger trop salé, est-ce dangereux ?*

Du temps où la salaison était encore le principal procédé de conservation des aliments, l'estomac était le principal organe touché par l'excès de sel, avec une grande fréquence de cancers. Aujourd'hui aussi, l'estomac souffre d'un excès de sel de table puisque les grands consommateurs sont deux à trois fois plus touchés par ce cancer.

Par ailleurs, la consommation excessive de sel majore les pertes rénales de calcium, d'où une moins bonne ossification chez l'enfant ou l'adolescent et un risque accru d'ostéoporose chez l'adulte. À ce titre, certaines préparations fromagères dites « pour enfant » ont le double désavantage d'être très riches en sel et pauvres en calcium (voir page 134) !

De nos jours, les effets délétères du sel concernent surtout le cœur et le cerveau. En effet, le sel augmente le risque d'hypertension artérielle, elle-même source de maladies cardiaques et surtout cérébrales : accident brutal avec paralysie ou altération intellectuelle progressive. Aussi, plusieurs pays comme la Belgique ou le Japon ont initié des programmes de baisse de consommation de sel : ils se sont soldés par une baisse du risque de cancer de l'estomac et surtout des taux d'accident cérébral, baisse atteignant 80 % au Japon. Extrapolant ces études au cas de la France, un chercheur de l'INSERM, Pierre Meneton, estime que 25 000 décès pourraient chaque année être évités par une telle campagne. En revanche, d'autres chercheurs préféreraient cibler les conseils sur les personnes qui en bénéficieraient le plus : les obèses et les diabétiques, les personnes souffrant déjà du cœur ou de l'hypertension, les personnes de race noire (plus sensibles aux effets nocifs du sel). C'est surtout si l'un de ces cas est le vôtre que les conseils du tableau ci-dessous vous seront bénéfiques.

Le sel et vous : mes conseils

— Modérez votre consommation de charcuteries, de soupes industrielles (sauf certaines soupes surgelées « nature »), biscuits salés, chips et amuse-gueules, pizzas et tartes salées, fromages persillés.

— Consommez plus souvent viandes et poissons frais (ou surgelés non cuisinés) que plats cuisinés tout prêts.

— Mangez beaucoup de fruits et de légumes, car leur richesse en potassium neutralise en partie les effets nocifs du sel : des crudités avec de la charcuterie, une salade verte avec le fromage, des légumes frais avec un plat cuisiné, un fruit frais en morceaux dans votre bol de corn flakes, etc.

— Réduisez progressivement votre sel de cuisson, jusqu'à, si possible, ne plus en mettre du tout.

— Ne resalez pas les aliments, évitez de placer la salière à table.

— Même si une alimentation peu salée vous paraît bien fade, tenez le coup trois-quatre semaines : au bout de cette période, les papilles du goût ont tendance à devenir plus sensibles à la saveur salée, à avoir besoin d'une moindre quantité de sel en bouche pour en retirer du plaisir.

— Utilisez herbes ou épices à la place du sel.

Chips et biscuits salés

Que ce soit à l'heure de l'apéritif, pour grignoter ou en pique-nique, nous consommons de plus en plus de chips, biscuits salés et autres crackers ou amuse-bouches biscuités (torsadés, minipizzas, etc.). Si vous n'en mangez qu'une fois par semaine, ils ne vous nuiront pas. En revanche, une consommation élevée est néfaste pour votre santé. En effet, les biscuits salés et autres amuse-gueules conjuguent plusieurs désavantages :

- Ils sont... très salés.
- Ils sont riches en sucres rapides (voir page 63) car, pour générer leur texture qui craque sous la dent, la cuisson à haute température associée au processus industriel d'extrusion ou de laminage bouleverse l'architecture de l'aliment naturel, pomme de terre pour les chips ou farine de blé pour les biscuits.
- Les processus de fabrication conduisent également à la formation d'une substance potentiellement cancérigène, l'acrylamide, notamment dans les chips.
- Ils sont riches en graisses saturées, néfastes pour le cœur, le sein et le côlon.
- Ils sont très denses en calories, ce qui favorise l'obésité (voir page 149).
- Tout concourt à ce que vous ayez du mal à ne pas terminer le paquet si vous mettez le nez, ou plutôt la main, dedans : richesse en sel (« le sel appelle le sel »), texture croustillante, facilité de consommation (quoi de plus facile que d'ouvrir un paquet devant la télévision ?), convivialité autour de l'apéritif, etc.

Sucre et boissons sucrées

Dès les premiers jours de sa vie, le petit homme apprécie la saveur sucrée. Le sucre symbolise le plaisir de manger, et pour certains le péché de gourmandise.

Ni ange ni démon, le sucre a des effets variables sur votre santé, selon votre façon d'en profiter. Mettre du sucre sur ses fraises ou dans son yaourt, prendre un dessert

Les chips, les biscuits salés et vous : mes conseils

— Faites preuve d'originalité à l'heure de l'apéritif (voir page 197).
— En cas de pique-nique, optez pour d'autres formules « sur le pouce » (voir page 195).
— À l'heure de l'apéritif, passez-les à votre voisin… sans y toucher !
— Si, à l'heure de l'apéritif, vous êtes vraiment « accro » de biscuits salés, rétablissez ensuite l'équilibre grâce à la qualité de votre repas : crudités, salade ou potage en entrée ; viande peu grasse (voir page 207) ou poisson avec des légumes verts ; huile d'olive ou de colza ; dessert à base de fruits (clafoutis, salade de fruits, tarte).

en fin de repas ne pose aucun problème ; ralenti dans l'estomac par les autres aliments du repas, le sucre est alors lentement digéré et se comporte comme un glucide lent, avec ses avantages (voir page 63). Il a surtout l'intérêt de valoriser les saveurs, et donc de faciliter la consommation des fruits ou des yaourts.

En revanche, si vous consommez souvent du sucre ou des aliments sucrés entre les repas, vous risquez de trop manger, et donc de prendre du poids. Par ailleurs, lorsqu'il est consommé entre les repas, le sucre se comporte comme un glucide rapide, avec les inconvénients que cela signifie sur votre santé (voir page 63) et vos performances (voir page 18).

Ces deux inconvénients sont encore accentués si vous abusez des boissons sucrées : le sucre se comporte alors comme un glucide particulièrement rapide car les liquides sont plus vite digérés que les aliments solides. De plus, qu'ils soient aromatisés au cola, à la menthe ou aux fruits, les sodas sucrés constituent une boisson parfaite… pour prendre des kilos. Ils sont riches en calories : un litre contient l'équivalent de vingt morceaux de sucre. Or l'organisme humain n'est pas « génétiquement programmé » pour « boire des calories » ; aussi, il régule mal cet apport énergétique sous forme liquide, qui se transforme rapidement en graisse : les enfants qui boivent quotidiennement un verre de soda ont, un ou deux ans après, 50 % de risques en plus de devenir obèses.

Le sucre, les boissons sucrées et vous : mes conseils

— Vous voulez donner du relief à la salade de fruits ou aux pommes au four servies au dessert, au yaourt ou au fromage blanc du goûter, à vos tartines ou aux flocons d'avoine du petit déjeuner, au riz au lait ou au gâteau de semoule du dîner ? Profitez alors sans arrière-pensée du sucre, du miel ou encore de la confiture.

— Sucre de betterave (le sucre « blanc ») ou sucre de canne (le sucre « roux ») : les saveurs ne sont pas les mêmes, mais les qualités nutritionnelles sont identiques ; choisissez selon vos goûts.

— Réservez les plaisirs sucrés pour le dessert, ou encore à l'heure du petit déjeuner ou du goûter. Évitez-les entre les repas.

— Limitez thé ou café sucrés à deux tasses quotidiennes : appréciez-les plus souvent « nature », sans sucre.

— Évitez sodas et autres boissons sucrées, ou tout au moins ne dépassez pas deux-trois verres par semaine.

Biscuits, pâtisseries et viennoiseries

Une viennoiserie au petit déjeuner, une pâtisserie au dessert, des biscuits à l'heure du goûter : autant de moments gourmands dont nous aimons tous profiter à un moment ou à un autre. Quelles conséquences ces aliments ont-ils sur la santé ?

• Si vous en faites votre quotidien, le premier risque est la prise de poids puis l'obésité et ses conséquences (voir page 149). En effet, ces aliments sont très riches en calories car à la fois gras et sucrés : un pain au chocolat ou un croissant vous apportent plus de calories qu'une demi-baguette ; un biscuit au chocolat autant qu'une banane ; et une pâtisserie au chocolat la totalité de vos besoins en graisses d'une journée !

• De plus, ces graisses sont en partie « saturées » (voir page 46), car issues principalement du beurre ou de l'huile de palme ; à ce titre, une consommation excessive serait délétère pour le cœur et constituerait un facteur promoteur de certains cancers.

En revanche, si vous savez bien les choisir et les apprécier avec mesure, ils ne vous seront pas néfastes.

Le chocolat

Outre sa saveur appréciée de tous (ou presque), le chocolat se caractérise par sa richesse en matières grasses et en calories (un petit carré de 10 g apporte déjà près de 60 calories, autant qu'une pomme ou une demi-banane). De ce fait, les excès font vite prendre du poids.

Biscuits, viennoiseries, pâtisseries et vous : mes conseils

Jouez la modération :

— Un croissant le dimanche matin, des tartines de pain aux autres petits déjeuners.

— Un ou deux biscuits au goûter, mais pas le paquet entier le soir devant la télévision.

— Une pâtisserie au déjeuner du dimanche, des fruits ou un yaourt aux autres repas.

Privilégiez les produits les moins gras :

— Parmi les viennoiseries : pain au lait ou brioche.

— Parmi les biscuits : petits-beurre, biscuits à thé, biscuits à la cuillère, langues-de-chat, boudoirs, biscuits à la confiture ou encore pain d'épice.

— Parmi les pâtisseries : tartes aux fruits, éclairs au chocolat ou au café.

Consommez plus rarement les produits les plus gras :

— Le pain au chocolat (beaucoup plus gras que du pain *et* des carrés de chocolat).

— Les biscuits feuilletés (palmiers), les biscuits pur beurre du type « spécialités bretonnes », les cookies ou autres biscuits au chocolat.

— Les pâtisseries au chocolat ou à la crème au beurre.

Si vous prenez régulièrement quelques biscuits à l'occasion d'une collation entre les repas, prenez aussi un fruit frais : outre les effets « santé » du fruit, sa richesse en fibres réduira votre appétit dans les heures qui suivent (vous serez moins tenté de terminer le paquet) puis lors du repas suivant ; vous risquerez moins de prendre du poids.

En revanche, ses graisses n'ont pas d'effets défavorables sur le cœur. Votre cœur et vos artères peuvent même bénéficier du chocolat (sauf si votre consommation conduit à une prise de poids), car ce dernier apporte des petites quantités de polyphénols, aux vertus antioxydantes (voir page 41), comme les polyphénols des fruits et des légumes ou du thé.

Le chocolat au lait contient plus de calcium, le chocolat noir plus de magnésium, deux minéraux intéressants pour le cœur. Ne vous attendez cependant pas à des miracles : deux carrés de chocolat ne vous apporteront que 4 % de vos besoins en magnésium, soit moins qu'un fruit ou un verre de Contrexeville !

Contrairement au bruit qui court, le chocolat noir est aussi riche en graisses et en calories et il ne fait pas moins grossir que le chocolat au lait ; pour choisir, laissez parler vos goûts.

Le chocolat est-il bon pour le moral ? Les nombreux(ses) « chocolatomanes » l'affirment. Le chocolat renferme effectivement des substances psychostimulantes comme la caféine, la théobromine ou le tryptophane, mais, si sa consommation vous apaise, c'est avant tout par le plaisir qu'il vous procure.

Une tablette moyenne de chocolat (100 g) vous apporte		
	Chocolat noir	**Chocolat au lait**
Calories	520-560	520-560
Protéines (g)	4	7
Glucides (g)	58	56
Lipides (g)	30-35	30-35
Calcium (mg)	70	220
Magnésium (mg)	120	70

Il est préférable de se tourner vers le chocolat en tablette, le vrai, plutôt que vers les barres chocolatées (type Mars, Nuts, Twix). À poids égal, les barres chocolatées ne sont pas plus grasses que le chocolat, mais on en consomme généralement plus, avec, en corollaire, le risque de prendre du poids : on ne se contente pas d'un « petit morceau » d'une barre, mais de toute la barre, alors qu'on déguste volontiers un seul bon morceau de chocolat. De plus, la nature de leurs graisses est souvent moins favorable à la santé. Enfin, elles sont tellement moins savoureuses… Certes, c'est là un avis personnel, mais n'est-il pas partagé par la plupart des gastronomes ?

Le chocolat et vous : mes conseils

— Chocolat noir ou chocolat au lait ? Choisissez selon vos goûts car les deux sont aussi caloriques.
— Appréciez une tablette de 100 g pour la semaine (un à trois morceaux par jour, par exemple), mais ne la croquez pas en un après-midi !
— Si vous êtes un(e) accro, prolongez le plaisir en laissant le morceau fondre en bouche plutôt qu'en engloutissant une tablette entière sans même prendre le temps d'en apprécier toutes les saveurs.
— À l'heure du goûter, préférez du chocolat avec du pain plutôt qu'une barre chocolatée.

Vin et alcool

Les boissons alcoolisées sont l'archétype de l'aliment à double face : élevée, sa consommation est source de nombreuses maladies, réduit l'espérance de vie, détériore l'intellect et génère une mortalité précoce ; modérée, elle protège l'organisme.

Consommation modérée signifie un à trois verres de vin pour les hommes, un ou deux pour les femmes : celles-ci métabolisent plus lentement l'alcool. Par « verre », on entend 10-12 cl de vin, ou une « équivalence alcool » d'une autre boisson (voir tableau ci-dessous).

10 g d'alcool sont apportés par

- 1 verre de 10 cl de vin rouge ou blanc à 12°.
- 2 verres et demi de 10 cl de cidre à 5°.
- 1 demi (25 cl) de bière à 5°.
- 1 flûte de champagne.
- 1 verre de 2,5 cl de whisky.
- 1 verre de 2,5 cl d'eau de vie.

(D'après Schlienger, 1991).

Au-delà de cette consommation modérée, vous prenez de vrais risques pour votre santé, et plus particulièrement pour :

• Votre cœur : risque d'hypertension artérielle, d'insuffisance cardiaque, d'arythmie.

• Votre cerveau : à court terme, dans les heures qui suivent sa consommation, baisse des capacités d'attention, de perception et de coordination psychique et physique ; à long terme, en cas de consommation chroniquement trop élevée, détérioration intellectuelle, démences.

• Vis-à-vis du cancer : cancer du foie, qui succède à la cirrhose. Cancer de la bouche, de la gorge et de l'œsophage : les risques sont multipliés par cinq pour un litre de vin quotidien. Cancer du côlon ou du rectum, dont le risque est multiplié par deux ou trois pour une consommation journalière d'un litre et demi de bière (ou 75 cl de vin). Cancer du sein, avec un risque augmenté de 50 % dès le troisième verre de vin quotidien.

Vices et vertus de l'alcool

Les bienfaits sur la santé d'une consommation régulière et modérée ne sauraient faire oublier que le vin rouge, comme tout autre alcool, devient rapidement un « poison ».
La consommation excessive d'alcool en France est ainsi à l'origine de difficultés médicales, psychologiques ou socio-familiales chez 5 millions de personnes ; elle est responsable de 40 000 décès, d'un tiers des accidents de la route, de 80 % des bagarres, des rixes ou des violences familiales, et de 15 % des accidents du travail.

Fort heureusement, une consommation modérée n'a pas ces inconvénients et apparaît même bénéfique. Le vin, et notamment le vin rouge, semble avoir un effet protecteur plus important que les autres boissons alcoolisées ; la raison tient principalement à sa richesse en polyphénols, aux vertus antioxydantes (voir page 41).

La consommation quotidienne de 1 à 3 verres de vin est associée à une réduction de la mortalité cardio-vasculaire (infarctus du myocarde, artérite, accident vasculaire cérébral) d'environ 35 %. Cinq mécanismes expliquent ce phénomène ; le premier concerne toutes les boissons alcoolisées, les quatre autres sont plus spécifiques au vin rouge :

- Augmentation du bon cholestérol, le HDL, qui protège les artères et le cœur (voir page 173).
- Pendant les 24 heures qui suivent la consommation de vin rouge, diminution du risque de formation de caillots dans les artères, et donc protection vis-à-vis de l'infarctus ; cette

propriété, liée à la teneur du vin rouge en polyphénols, est partagée par le jus de raisin mais non par les alcools forts ou le vin blanc.
• Effet protecteur vis-à-vis des processus toxiques d'oxydation.
• « Relaxation » des petites artères, et donc diminution de la tension artérielle.
• Augmentation du calibre des artères, d'où une prévention précoce de l'athérosclérose.

L'alcool et vous : mes conseils

— Si vous buvez régulièrement du vin rouge, sans dépasser 2 verres par jour pour une femme (soit 20-25 cl), 3 verres pour un homme (soit la moitié d'une bouteille de 75 cl), continuez sans complexe.
— Si vous buvez plus, réduisez votre consommation afin d'éviter les effets néfastes de l'alcool.
— Si vous n'appréciez pas le vin, ne vous forcez pas ! Le risque d'alcoolo-dépendance, et donc d'excès, existe toujours, et on ne peut pas le prévoir. Par ailleurs, vous trouverez dans les fruits et légumes plus d'éléments protecteurs que dans les boissons alcoolisées.
— Disposez sur la table deux verres, un verre à eau, pour vous rafraîchir, un autre pour apprécier le vin… à petites doses !
— Optez plus volontiers pour le vin rouge que pour les autres boissons alcoolisées, buvez du vin au cours du repas et non entre les repas : cela vous sera plus profitable.
— En semaine, buvez plutôt le soir que le midi : vous souffrirez moins de somnolence dans l'après-midi et, à l'inverse, vous serez plus détendu au cours de la soirée et vous vous endormirez plus aisément.

Cette consommation modérée de vin paraît aussi réduire le risque global de cancer d'environ 20 %. Mais attention, ce bénéfice concerne surtout les hommes ; pour les femmes, l'alcool élève le risque de cancer du sein : de 9 % pour 10 g d'alcool par jour (soit un verre de vin) à près de 50 % pour 30 g (soit 3 verres).

Enfin, la consommation modérée de vin est associée à la réduction de moitié du risque de démence sénile et de maladie d'Alzheimer. Autre sujet de satisfaction pour les amateurs raisonnables : les adultes buvant 1 à 3 verres quotidiens font preuve, quelques années plus tard, de meilleures performances intellectuelles que les abstinents ! C'est la conclusion à laquelle aboutit la célèbre étude de Framingham, conduite depuis près d'un demi-siècle aux États-Unis.

Le beurre et la crème

Le beurre et la crème procurent en bouche un moelleux et une saveur bien particuliers. Issues du lait, ce sont des matières grasses d'origine animale et, à ce titre, elles sont assez riches en graisses saturées (voir page 46) ; c'est une des raisons pour lesquelles les maladies cardiovasculaires sont plus fréquentes dans les régions où la cuisine au beurre prédomine que dans le Sud-Ouest de la France ou dans le Bassin méditerranéen où l'on cuisine à l'huile d'olive. De plus, les graisses du beurre et de la crème sont pauvres en oméga 6 et en oméga 3, elles ne peuvent donc pas, seules, répondre aux besoins du cœur, du cerveau et de chacun de nos organes. Enfin, comme toute matière grasse, l'excès de beurre ou de crème favorise l'excès de poids.

Cependant, le beurre et la crème ont quelques atouts « santé » à faire valoir. Ainsi, certaines de leurs graisses ont un impact plutôt favorable sur l'organisme. Par ailleurs, le beurre constitue l'une des principales sources de vitamine A. Enfin, tous deux agrémentent avec bonheur divers aliments bénéfiques et concourent ainsi à en favoriser utilement la consommation : une noisette de beurre sur le pain de seigle du petit déjeuner ou sur les haricots verts au dîner, une cuillère de crème fraîche avec les épinards ou les fraises, etc.

Vous pouvez sans danger apprécier avec modération beurre et crème, mais n'oubliez pas les huiles de colza et d'olive, plus profitables à votre santé.

Le beurre, la crème et vous : mes conseils

— Une noisette de beurre sur vos tartines de pain le matin, de quoi bien démarrer la journée ! *Idem* au goûter, si vous avez déjeuné léger. En revanche, évitez le pain beurré au déjeuner ou au dîner.

— Pour votre plat chaud du déjeuner et du dîner, utilisez plus souvent (au moins deux fois sur trois) de l'huile de colza ou d'olive et appréciez les autres fois du beurre ou de la crème, en fonction des recettes.

— Si le reste du repas a été copieux, préférez du fromage blanc plutôt que de la crème avec vos fraises ou sur votre tarte.

— Si vous avez des problèmes de poids, le beurre allégé peut vous rendre service (voir page 115) ; si vous avez trop de cholestérol, la margarine aussi (voir page 114).

CHAPITRE 5

Aliments « marketing » : faites la part des choses entre vrais progrès et faux amis

Nombreux sont les aliments qui se targuent de protéger votre santé ; efficacité réelle ou simple argument de marketing ? La réponse varie selon l'aliment concerné.

Huiles de tournesol, de maïs ou de pépin de raisin, huiles combinées

➤ *Les espoirs déçus de l'huile de tournesol*

L'huile de tournesol est l'une des plus efficaces pour abaisser le cholestérol sanguin et, de ce fait, elle figure parmi les premiers aliments à avoir revendiqué le statut d'« aliment-santé » — on parlerait aujourd'hui d'alicament. Avec elle, les chercheurs pensaient, il y a une trentaine d'années, avoir trouvé l'huile optimale pour réduire les risques de maladies cardio-vasculaires, mais les travaux scientifiques ne confirmèrent pas cet espoir. En effet, malgré une efficacité certaine sur le cholestérol, l'utilisation régulière d'huile de tournesol ne montre qu'une efficacité faible ou nulle sur la prévention de l'infarctus du myocarde et sur la longévité.

On connaît à présent les raisons de ce paradoxe :

- Très riche en acides gras oméga 6 (voir page 46), l'huile de tournesol abaisse bien le mauvais cholestérol, le LDL, mais elle réduit aussi le bon cholestérol, le HDL, celui qui protège les artères (voir page 173).
- De plus, lorsqu'ils sont majoritaires, les oméga 6 tendent à induire la formation de caillots susceptibles de boucher les artères.
- Par ailleurs, lorsqu'ils sont trop présents dans notre alimentation, les oméga 6 ont un effet cancérigène potentiel notamment vis-à-vis du sein et du côlon.

Régimes anticholestérol : insuffisants pour bien protéger le cœur

Malgré une efficacité certaine sur le cholestérol, l'utilisation régulière d'huile de tournesol ne montre qu'une efficacité faible ou nulle sur la prévention de l'infarctus du myocarde et sur la longévité. Faisant souvent appel à l'huile de tournesol, de nombreux régimes destinés avant tout à faire baisser le cholestérol ont été testés au cours d'études scientifiques.

Aucun n'a donné de résultat vraiment encourageant, aucun n'a réduit le risque cardiaque ou amélioré la longévité de façon nette. Se contenter d'éviter les œufs et de remplacer le beurre par l'huile de tournesol ou la margarine s'avère donc nettement moins efficace que faire appel aux aliments qui protègent directement le cœur (voir page 176).

• Dernier avatar, un excès d'oméga 6 altère les capacités intellectuelles ainsi que les mécanismes d'apprentissage et pourrait augmenter le risque de maladie d'Alzheimer de 80 %.

Les mêmes inquiétudes s'appliquent aux autres huiles trop riches en oméga 6 telles que l'huile de maïs ou l'huile de pépin de raisin : je vous déconseille leur utilisation exclusive ou dominante pour cuisiner vos plats ou confectionner vos vinaigrettes.

➤ *Les huiles mélangées*

Pour remédier aux imperfections de l'huile de tournesol, de nombreuses marques proposent des huiles mélangées, un peu moins riches en oméga 6 que l'huile de tournesol ou l'huile de maïs. Même si elles sont l'objet de nombreuses publicités, les huiles combinées comme l'Isio 4 restent néanmoins trop riches en acides gras oméga 6, trop pauvres en acides gras mono-insaturés et en oméga 3 (voir tableau page 47) ; elles sont moins intéressantes pour votre santé que

Huiles de tournesol, de maïs ou de pépin de raisin, huiles combinées et vous : mes conseils

— Pour votre santé, ces huiles sont moins intéressantes que l'huile de colza ou l'huile d'olive : vous n'en avez besoin ni dans vos vinaigrettes ni pour cuisiner.

— Si néanmoins vous les appréciez, limitez-en la consommation à une utilisation sur trois ou quatre et privilégiez les autres fois les huiles de colza ou d'olive, ainsi que, pour les cuissons à forte température, l'huile d'arachide.

certaines huiles combinées plus simples telles que l'huile de colza, l'huile d'olive ou même l'huile d'arachide. Conscientes du problème, certaines huiles combinées telles l'huile Primevère ont amélioré les proportions du mélange en faveur des mono-insaturés et des oméga 3 (voir tableau page 47).

Margarines, beurres allégés et margarines allégées

Dans la période où l'huile de tournesol est devenue en vogue, on a vu s'accroître la consommation de margarines à la place du beurre. Alors que la matière grasse du beurre provient exclusivement du lait et est à ce titre assez riche en acides gras saturés (voir page 46), les matières grasses de la margarine proviennent essentiellement des graisses végétales et sont donc moins riches en acides gras saturés.

Les premières margarines avaient le défaut d'être riches en acides gras « trans », acides gras dénaturés et potentiellement dangereux pour les artères et vis-à-vis du cancer ; actuellement, de gros progrès ont été faits sur ce point, et la plupart des margarines actuelles ne posent plus ce problème.

Par rapport au beurre, les margarines ont un avantage : elles diminuent le cholestérol sanguin. Cependant, comme l'huile de tournesol, elles réduisent également le bon cholestérol, le HDL, d'où un avantage beaucoup plus hypothétique en termes d'efficacité réelle sur le cœur et les artères. Par ailleurs, elles sont généralement trop riches en oméga 6, car constituées le plus souvent à partir d'huile de tournesol ou d'huile de maïs avec, de ce fait, les mêmes inconvénients potentiels sur le cœur, le cerveau et vis-à-vis du cancer (voir plus haut).

Récemment, sont apparues des margarines mieux équilibrées, issues en partie de l'huile de colza ou de l'huile d'olive : moins riches en oméga 6, plus riches en mono-insaturés et parfois en oméga 3, c'est donc vers elles que vous aurez intérêt à vous tourner si, sur vos tartines, vous choisissez de remplacer le beurre par la margarine.

Quelle margarine choisir ?

— Comme pour les huiles (voir page 46), il est souhaitable qu'une margarine soit riche en mono-insaturés, et contienne suffisamment d'oméga 3 pour avoir un rapport oméga 6/oméga 3 proche de 5. Or la plupart des margarines sont trop riches en oméga 6, dont l'excès est néfaste, même s'il fait baisser le cholestérol.

— Trois margarines ont cependant une composition qui se rapproche de l'optimal : Primevère cuisson, Saint-Hubert oméga 3 et 6, Olive Fruit d'Or. Ce sont les plus riches en mono-insaturés et en oméga 3.

Contrairement à une idée reçue, la margarine est aussi grasse que le beurre et ne fait pas maigrir. En revanche, les matières grasses allégées, qu'elles soient confectionnées à partir de margarine ou de beurre, sont moins grasses (selon les cas, elles contiennent 25 à 60 % de matières grasses alors que le beurre traditionnel ou la margarine classique en apportent 82 %) et peuvent donc être utiles dans le cadre d'un régime amaigrissant. Encore faut-il les consommer raisonnablement, sinon elles aussi font grossir. Par ailleurs, il est toujours possible de préférer le vrai beurre mais d'en mettre une quantité moindre : pour la ligne, 10 g de beurre classique ont le même effet que 20 g de beurre allégé ou de margarine allégée à 41 % de matières grasses. Si vous êtes plus sensible à la saveur des aliments, vous choisirez de mettre du vrai beurre mais en petite quantité. À l'inverse, vous préférerez en mettre un peu plus mais de l'allégé, si c'est surtout la texture moelleuse que vous recherchez.

Margarines, beurres ou margarines allégés et vous : mes conseils

— Si vous n'avez pas de problème de cholestérol, il n'y a pas d'intérêt à remplacer le beurre par de la margarine : vous pouvez continuer à consommer du beurre, notamment sur vos tartines, si tant est que vous preniez principalement par ailleurs de l'huile de colza ou d'olive.
— Si vos analyses de sang montrent trop de cholestérol, remplacer sur vos tartines le beurre par de la margarine vous aidera à normaliser votre bilan.
— Pour cuisiner, pour agrémenter votre plat de légumes, de féculents ou de viande, il est préférable pour votre santé d'utiliser de l'huile plutôt que de la margarine : préférez un filet d'huile d'olive ou de colza sur vos pommes de terre en robe des champs ou dans le plat de pâtes plutôt qu'une noix de margarine ou de beurre.
— Les formes allégées du beurre et de la margarine n'ont d'intérêt que si vous cherchez à maigrir.

Pro-Activ et autres margarines « anticholestérol » : faut-il en prendre ?

En altérant la digestion intestinale du cholestérol présent dans les aliments, la margarine Pro-Activ réduit le niveau de cholestérol sanguin. C'est un avantage si vos analyses montrent que vous en avez trop et si vous étiez un grand consommateur de beurre : en remplaçant sur vos tartines ou dans votre cuisine 20 à 30 g de beurre par de la margarine Pro-Activ, vous ferez sans doute baisser de 10 à 15 % votre cholestérol LDL, celui dont l'excès est dangereux pour les artères. C'est surtout si vous avez entre 50 et 60 ans que Pro-Activ fait baisser le cholestérol : avant 40 ans, son efficacité est moindre.

En revanche, si vos analyses de sang montrent un cholestérol normal, vous n'avez intérêt à consommer ni la margarine Pro-Activ ni une autre margarine anticholestérol aux phytostérols.

• En effet, abaisser son cholestérol alors même qu'il est normal peut s'avérer néfaste, notamment après 65 ans (voir page 21).

• Par ailleurs, ces margarines ont l'inconvénient d'altérer la digestion de certaines molécules protectrices présentes dans les aliments comme le bêta-carotène, la vitamine E ou le lycopène : votre organisme risquerait de pâtir de ce manque.

• Enfin, les phytostérols se dégradent partiellement en oxyphytostérols, que ce soit dans la margarine elle-même (notamment au cours de sa cuisson) ou, après consommation, dans votre organisme ; même si ce taux de dégradation est très faible, les oxyphytostérols ne sont peut-être pas anodins pour les artères : les conséquences à long terme d'une élévation faible mais chronique de leurs concentrations dans le sang sont encore mal connues.

Quoi qu'il en soit, que vous ayez ou non trop de cholestérol, rappelez-vous que deux huiles, l'huile de colza et l'huile d'olive, se sont montrées jusqu'à présent beaucoup plus efficaces que n'importe quelle margarine, enrichie ou non aux phytostérols, pour réduire le risque de maladies cardio-vasculaires et favoriser un état de santé optimal. Pour vos sauces, dans votre cuisine, à table, utilisez-les plus souvent que le beurre ou que les margarines.

Pro-Activ, autres margarines aux phytostérols et vous : mes conseils

— Si vos analyses de sang montrent trop de « mauvais » cholestérol (voir page 173), le remplacement du beurre par ces margarines vous aidera à le réduire, surtout si vous avez entre 50 et 60 ans.
— Si votre cholestérol est normal, ces margarines ne sont pas faites pour vous.
— Quel que soit le niveau de votre cholestérol, les huiles de colza et d'olive ont fourni plus de preuves de leur intérêt pour votre cœur, vos artères et votre santé que ces margarines.

Les produits enrichis en oméga 3

➤ *Les animaux nourris au lin*

Depuis quelques années, on a vu se développer en Bretagne un élevage à « nutrition orientée » qui a remis à l'honneur l'utilisation de graines de lin dans l'alimentation des vaches laitières, des porcs et des poules pondeuses en complément de l'alimentation habituelle. Cette pratique apparaît novatrice mais elle est ancestrale : il y a un siècle, le lin faisait partie de l'alimentation animale au même titre que l'herbe de printemps.

Pourquoi ce retour aux sources ? Parce que le lin est une céréale riche en oméga 3 et que l'on espère ainsi retrouver ces précieux oméga 3 dans le lait, la viande ou les œufs. Effectivement, lorsqu'on étudie la composition de ces aliments naturellement enrichis en oméga 3, on trouve une teneur plus importante que dans l'équivalent issu d'une bête nourrie sans graines de lin. Cet avantage se retrouve également pour le consommateur : lorsqu'on remplace les formes classiques du lait et des produits laitiers (yaourts, fromages, etc.), du beurre, de la viande ou des charcuteries (jambon, lardons, etc.) et des œufs par des produits équivalents mais issus de bêtes nourries aux graines de lin, le niveau d'oméga 3 augmente dans le sang et dans l'organisme du consommateur.

Cet avantage ne doit pas faire oublier que, même enrichis en oméga 3, le beurre ou la charcuterie sont riches en graisses saturées et que, à ce titre, leur consommation doit rester modérée. Par ailleurs, la teneur de ces produits en oméga 3 reste modeste par rapport à celle de l'huile de colza, de l'huile de noix ou des poissons gras.

➤ *L'ajout de graisses riches en oméga 3*

D'autres aliments sont enrichis en oméga 3, non pas par des méthodes de culture ou d'élevage particulières, mais par l'ajout de graisses riches en oméga 3 comme les huiles de poisson. C'est ainsi que l'on trouve en grande distribution des laits ou des pains enrichis en oméga 3.

Ces aliments concourent effectivement à augmenter vos apports en oméga 3, mais il faut relativiser leur intérêt par rapport à d'autres sources, et notamment par rapport à l'huile de colza : un bol de lait enrichi aux oméga 3 vous fournit dix fois moins d'oméga 3 qu'une cuillère à soupe d'huile de colza dans votre vinaigrette.

Aliments enrichis en oméga 3 et vous : mes conseils

— Si vous consommez peu d'aliments classiques riches en oméga 3 (poissons gras, huiles de colza ou de noix), les aliments enrichis en oméga 3 ont l'intérêt de vous procurer une certaine quantité de ces précieux nutriments.
— Si, comme je vous le conseille, vous offrez une large place à l'huile de colza ainsi qu'aux poissons gras, la consommation d'aliments naturellement enrichis en oméga 3 peut vous satisfaire si vous êtes perfectionniste, mais elle n'est pas indispensable.

Les céréales du petit déjeuner

Les céréales sont à la mode. Elles ont profité de la vogue en faveur d'un petit déjeuner copieux, vogue qu'elles ont souvent accompagnée ou amplifiée dans leurs campagnes de communication. Les céréales ont effectivement plusieurs atouts : elles offrent une alternative à ceux qui n'ont pas envie de pain ; leur utilisation est facile et rapide ; elles sont souvent enrichies en vitamines et en minéraux. Pour ces raisons, les céréales du petit déjeuner ont longtemps bénéficié d'une bonne image quant à leur intérêt nutritionnel.

Pourtant, les céréales présentent plusieurs inconvénients :

– Le principal inconvénient est lié à leur mode de fabrication : le process industriel qui conduit à la transformation de la céréale originelle (le grain de maïs, le grain de blé, le grain de riz, etc.) en une céréale croustillante bouleverse la structure de la molécule d'amidon et transforme les sucres lents en sucres rapides, plus rapides même que le sucre de table. De ce fait, la consommation régulière de céréales du petit déjeuner le matin ou au goûter augmente l'index glycémique des repas ainsi que le niveau d'insuline dans le sang ; cela est défavorable, sur le long terme et en cas de consommation élevée, pour le cœur et vis-à-vis du risque de cancer.

- Par ailleurs, dans les deux-trois heures qui suivent leur consommation, elles entraînent un risque de fringale, d'hypoglycémie et de fatigue, à l'inverse des aliments riches en sucres lents comme les flocons d'avoine ou le pain de seigle.
- Autre inconvénient, la plupart des céréales du petit déjeuner sont très salées (un bol de céréales avec du

Les céréales du petit déjeuner à éviter	**Les céréales à privilégier**
— Les traditionnels pétales de maïs (Corn flakes, Frosties, Jungly, la Vie, maïs soufflé Monoprix, etc.). — Les grains de riz ou de blé soufflés (Rice Krispies ou Honey smacks de Kellogg's, Chocapic de Nestlé, etc.). — Les pétales de riz ou de maïs complet (Spécial K de Kellogg's, Deliform de Happy Farmer, Monoprix de la Forme, Form'U, etc.) et les pétales de blé complet (Fitness de Nestlé, Allbran pétales de Kellogg's, etc.).	— Les flocons d'avoine (Quaker Oats, Kellogg's et toutes les marques de distributeurs). — Les flocons 5 céréales nature sans sucre (Flocons 5 céréales de Céréal). — Le müesli non sucré (müesli de Michel Montignac, müesli sans sucre de Céréal, müesli magnésium de Gerblé, Bircher müesli d'Aurore, etc.).

lait est plus concentré en sel qu'un bol d'eau de mer !) et, à l'inverse, ont perdu une grande quantité de leur potassium : à long terme, cette richesse en sel et cette pauvreté en potassium sont défavorables pour la tension artérielle et les artères.

Ces inconvénients concernent les céréales croustillantes présentées sous forme de pétales ou sous forme de grains de riz ou de blé soufflés. Le fait qu'elles soient sucrées ou non, enrobées ou non de miel ou de chocolat ne change rien à l'affaire : même lorsqu'elles sont peu sucrées et présentées par la publicité comme des aliments de régime (Spécial K, Fitness, etc.), ces céréales sont des sucres rapides.

En revanche, les céréales du style flocons, comme les flocons d'avoine ou les flocons cinq céréales, ont beaucoup d'avantages pour votre santé : elles sont riches en sucres lents, potassium, et en fibres, mais pauvres en sel : n'hésitez pas à en consommer.

Céréales du petit déjeuner et vous : mes conseils

— Privilégiez les flocons d'avoine, excellents pour votre santé et votre ligne ; évitez en revanche de consommer souvent des céréales « croustillantes » (voir tableau page 121).

— Si vous n'appréciez pas les flocons d'avoine, prenez du pain de seigle ou du pain aux céréales.

— Si vous tenez aux céréales croustillantes, coupez dans votre bol de céréales un fruit frais (une pomme, des fraises, une banane, etc.) : vous enrichirez ainsi votre petit déjeuner en potassium et surtout en fibres naturelles, fort utiles pour ralentir l'assimilation des sucres rapides des céréales ; celles-ci auront alors moins d'inconvénients pour votre ligne et pour votre santé.

Les eaux minérales

Chaque jour, nous avons besoin d'un litre et demi d'eau pour renouveler les liquides de l'organisme, être en forme et en bonne santé. De plus, boire beaucoup permet de réduire le temps de contact des éventuelles substances cancérigènes contenues dans les urines avec la paroi de la vessie, et donc de réduire le risque de cancer de la vessie.

Les aliments nous apportent environ un litre d'eau chaque jour. Les fruits et les légumes, le lait, les yaourts ou les fromages blancs en sont particulièrement riches. En revanche, le chocolat, le beurre, les biscuits ou les aliments séchés en contiennent peu, et les huiles pas du tout. Mais l'eau des aliments ne suffit pas, il est souhaitable de boire quotidiennement à hauteur d'au moins un litre, et plus en fonction de sa soif.

TENEUR EN MINÉRAUX DES PRINCIPALES EAUX MINÉRALES NATURELLES (EN MG PAR LITRE)			
Eaux minérales	**Calcium**	**Magnésium**	**Sodium**
Eaux très riches en calcium et en magnésium, pauvres en sodium			
CONTREX	486	84	9,1
HÉPAR	555	110	14
TALIANS	596	77	7
Eaux riches en calcium et en magnésium, pauvres en sodium			
ÉVIAN	78	24	5
VITTEL	202	43	4,7
WATTWILLER	288	20,1	3
Eaux riches en calcium, pauvres en sodium et en magnésium			
CRISTALINE	70	2,1	4,4

PERRIER	147,3	3,4	9
PLANCOËT	56	10,5	24
SALVETAT	253	11	7
THONON	103,2	16,1	5,1
VALVERT	67,6	2	1,9
Eau faiblement minéralisée			
VOLVIC	9,9	6,1	9,4
Eaux riches en sodium			
ARVIE	170	92	650
BADOIT	190	85	150
QUÉZAC	241	95	255
SAN PELLEGRINO	208	53,5	42
VERNIÈRE	190	72	154
Eaux très riches en sodium			
ST-YORRE	90	11	1 708
VICHY CÉLÉSTINS	103	10	1 172
Eaux riches en calcium			
ACTIV'	300		
AQUAREL	68		11

La première des boissons devrait être l'eau. Chaque eau minérale est caractérisée par une teneur en sels minéraux et en oligo-éléments, qui lui est propre. Malgré cette diversité, mon premier conseil sera non pas de choisir telle ou telle eau, mais de boire suffisamment : mieux vaut boire dans votre journée une grande carafe d'eau du robinet (le plus souvent de bonne qualité en France) qu'un petit verre d'eau minérale. Aucune eau minérale n'a montré une efficacité spécifique en termes de protection cardiaque ou de lutte contre le vieillissement. Cependant, la connaissance des caractéristiques des principales eaux minérales (voir tableau des pages précédentes) vous aidera à choisir celles qui vous conviennent le mieux.

Pour le cœur et les artères, il est plutôt souhaitable de boire des eaux riches en calcium et/ou en magnésium, et de ne pas se cantonner aux eaux faiblement minéralisées (de type Volvic) ou trop salées. Les eaux riches en calcium vous conviendront tout particulièrement si vous consommez peu de laitages : le calcium de l'eau passe bien du

Eau du robinet, eaux minérales et vous : mes conseils

— Eau du robinet ou eau minérale : à vous de choisir. Le principal est de boire à votre soif, et si possible au moins un litre par jour (de l'eau, mais également du thé, du café, etc.).
— Contrairement à une idée reçue, on peut fort bien boire en mangeant : la digestion n'en sera pas pour autant gênée. Mais, pour atteindre un litre, il convient également de boire entre les repas : sachez apprécier les pauses-café ou le thé ainsi qu'un grand verre d'eau le matin à jeun, puis au milieu de la matinée et de l'après-midi.
— Les eaux minérales riches en magnésium et/ou en calcium vous seront utiles si vous consommez peu d'aliments correspondants (fruits et légumes pour le magnésium ; produits laitiers pour le calcium).
— Vous pouvez vous adresser à la mairie de votre ville pour connaître la composition de votre eau du robinet et la comparer à celle des principales eaux minérales.

tube digestif vers le sang et sera donc disponible pour le métabolisme de vos os. Celles riches en magnésium vous rendront service si vous consommez peu d'aliments complets ou de légumes secs, ou si vous pensez être touché par la spasmophilie. En revanche, si vous vous plaignez d'œdèmes, vous mangerez peu salé et vous privilégierez les eaux pauvres en sodium ou faiblement minéralisées. Par ailleurs, si vous avez trop d'acide urique dans le sang, votre médecin vous conseillera probablement l'eau de Vichy Célestins.

Thé vert, thé noir et café

Plusieurs travaux scientifiques suggèrent que le thé protège les cellules de l'organisme contre l'oxydation (voir page 41) du fait de sa teneur en flavonoïdes, éléments que l'on retrouve également dans le vin, les fruits et les légumes. Le thé vert en est le plus riche, mais le thé noir (ou fermenté, le thé « classique » en Occident) a également des atouts. Ainsi, la consommation de thé noir après un repas gras renforce les artères contre les conséquences de l'excès de graisses. Vis-à-vis des cancers, ce sont surtout la prostate, l'estomac et l'œsophage qui seraient protégés par la consommation de thé ; cependant, toutes ces notions demandent à être confirmées par des travaux de recherche complémentaires.

Si le thé vous empêche de dormir, sachez que, paradoxalement, plus il est infusé, moins il excite. En effet, la caféine, qui tient en éveil, passe dans l'eau dès les premières minutes de l'infusion ; en revanche, après quelques minutes, les tanins auront également diffusé : or ils bloquent la théine, d'où une moindre gêne pour dormir.

Le café est plus riche en caféine que le thé. La caféine a l'intérêt d'être psychostimulante, mais a l'inconvénient d'augmenter légèrement le pouls et la tension artérielle. Si vous souffrez d'hypertension artérielle ou de problèmes cardiaques, savourez un ou deux cafés par jour, et privilégiez ensuite le décaféiné.

En ce qui concerne le cancer, seule la vessie paraît concernée par la consommation de café : le risque est augmenté lorsque la consommation dépasse cinq tasses par jour.

Thé, café et vous : mes conseils

— Le thé a de probables vertus protectrices : appréciez-le au petit déjeuner ou dans l'après-midi.
— Si vous êtes une femme et que vous avez tendance à l'anémie en raison de règles abondantes, évitez de boire du thé au déjeuner et au dîner car il retient le fer des aliments.
— Les thés en boîte ou achetés en vrac dans les magasins spécialisés sont souvent plus savoureux que les thés en sachets : choisissez ceux qui vous plaisent pour pouvoir les apprécier peu ou non sucrés.
— Une consommation raisonnable de café (moins de cinq tasses par jour) ne vous nuira pas ; si vous souffrez d'hypertension ou d'arythmie cardiaque, ne dépassez pas deux tasses.

Le soja

Vogue de l'Extrême-Orient, crise de la vache folle et retour en grâce du naturel, tout se conjugue pour faire du soja un aliment à la mode. De plus, le soja revendique le statut d'aliment santé. Des faits scientifiques avérés viennent-ils confirmer cette réputation ?

➤ *Aliments à base de soja : une grande famille*

Le soja est réputé riche en protéines végétales. Pourtant, les pousses de soja vendues en conserve au rayon des produits exotiques ou au rayon frais sont pauvres en protéines : ces pousses sont en réalité issues de la graine « haricot mungo », alors que le soja riche en protéines est, pour sa part, issu de la graine « glycine max ». À partir de cette dernière sont alors élaborées toutes sortes de produits dérivés :

• Les boissons à base de soja, nature ou aromatisées : le « tonyu » (ou lait de soja) peut remplacer le lait de vache car il est aussi riche en protéines. Attention toutefois à choisir la gamme « enrichie en calcium », car le soja en est naturellement pauvre. Évitez les boissons sucrées et aromatisées (chocolat, vanille, etc.) si vous avez un diabète ou un excès de poids.

• Les crèmes dessert au soja ainsi que les « yaourts » au soja, censés remplacer les desserts lactés au lait de vache.

• Le tofu (prononcez « tofou »), obtenu par caillage du tonyu. C'est sa version solide, à consommer en cubes revenus à la poêle ou mixé dans des préparations culinaires (légumes farcis, terrines, etc.). Riche en protéines végétales, le tofu remplace la viande ou le poisson dans les menus végétariens. Coupé en dés ou en lamelles et agrémenté d'herbes aromatiques, il s'harmonise bien avec un mélange de légumes ou avec un mélange de légumes et de féculents. 160 g de tofu apportent à peu près autant de protéines que 100 g de viande.

• Les produits transformés à base de tofu — galettes de soja, saucisses de soja — aromatisés au fromage, légumes, céréales. Riches en glucides et en protéines, ils sont plus ou moins gras en fonction des préparations ; pour plus d'équilibre, associez-leur un mélange de légumes et, en fonction de votre faim, quelques cuillères de boulgour et de couscous, ou encore 2-3 tranches de pain complet.

• Sous forme de farine, le soja entre dans la composition de nombreux aliments industriels qui n'ont rien de végétarien : viandes hachées, charcuteries, plats cuisinés, biscuits, etc. La présence de soja n'est d'ailleurs pas toujours mise en avant sur l'emballage.

• La crème fraîche à base de soja (par exemple, « soya cuisine » chez Alpro). Cette préparation végétale se cuisine comme l'authentique crème fraîche. 60 g de cette « crème végétale » (environ quatre cuillères à soupe rases) apportent autant de lipides qu'une cuillère à soupe d'huile.

➤ *Soja et cœur*

Plusieurs arguments plaident en faveur du soja et des protéines de soja dans la lutte contre le cholestérol : lorsqu'on fait des expériences sur des animaux, les régimes riches en soja réduisent l'athérosclérose par rapport à des régimes riches en protéines animales ; grands consommateurs de soja, les Japonais ont huit fois moins d'infarctus que les Américains ; chez l'homme, les régimes riches en soja font baisser le cholestérol ; le soja a une action antioxydante et lutte contre la formation de caillot dans les artères (la thrombose).

Divers éléments plaident néanmoins pour un enthousiasme plus modéré.

En effet, pour que votre cholestérol bénéficie du soja, deux conditions doivent être réunies : un cholestérol supérieur à 2,5 g/l dans vos analyses de sang (sinon, le soja a peu d'effet) ; une consommation élevée, supérieure à 20 g de protéines de soja par jour, soit 160 g de tofu.

De plus, le faible taux d'accidents cardiaques au Japon est lié à bien d'autres habitudes que le soja, en particulier une consommation élevée en poisson et en oméga 3 (voir page 46). Enfin, le soja a aussi certains inconvénients potentiels (voir plus bas).

Soja : comment le choisir et le préparer pour en tirer les bénéfices escomptés

Les effets bénéfiques du soja sont moins liés à ses protéines elles-mêmes, qu'à ses isoflavones (des molécules de la famille des polyphénols, voir page 42) bien spécifiques, les phyto-œstrogènes. Ce sont les phyto-œstrogènes qui font baisser le cholestérol et protègent les artères.

Or, les phyto-œstrogènes sont altérés par diverses manipulations industrielles ou ménagères :

— Lorsque les processus de fabrication allègent les aliments à base de soja pour les rendre moins gras (« yaourts » ou « lait » de soja allégés, etc.), 60 à 90 % des phyto-œstrogènes disparaissent.

— Le stockage prolongé (dans un magasin, dans vos placards, etc.) abaisse le taux de phyto-œstrogènes.

— La cuisson (notamment dans l'eau ou à la vapeur) dissout une part élevée des phyto-œstrogènes dans l'eau de cuisson.

➤ *Soja, cancer et ostéoporose*

Ces mêmes phyto-œstrogènes bénéfiques pour les artères semblent aussi protéger des cancers de la prostate et surtout du sein : ils gênent l'action sur le sein des œstrogènes fabriqués par les ovaires, d'où la baisse du risque de mutation cancéreuse. En outre, les phyto-œstrogènes du soja ralentissent l'évolution de l'ostéoporose en agissant directement sur l'os.

➤ *Les inconvénients du soja*

Manger de temps à autre des aliments à base de soja ne pose aucun problème particulier. Mais une consommation régulière et élevée, de l'ordre de celle dont on espère une efficacité sur les artères ou contre l'ostéoporose, peut avoir divers inconvénients :

• Même si c'est à un degré moindre que les œstrogènes de la femme, les phyto-œstrogènes du soja stimulent les cellules du sein. Une large consommation risque donc de promouvoir le cancer du sein chez la femme ménopausée prédisposée, notamment lorsque le cancer a déjà touché d'autres personnes de la famille, la mère, une sœur, etc. Il est donc indispensable d'en parler à votre gynécologue.

Les produits à base de soja et vous : mes conseils

— Si vous avez trop de cholestérol, il sera bénéfique de remplacer plusieurs fois par semaine le lait ou la crème par leurs équivalents à base de soja, la viande par du tofu.
— Si vous êtes ménopausée et touchée par l'ostéoporose ou gênée par des bouffées de chaleur, le soja peut améliorer votre état, mais il est nécessaire d'en parler à votre gynécologue avant d'en faire une large consommation. Même remarque si vous avez des risques de cancer du sein.
— Une alimentation riche en produits à base de soja n'est pas souhaitable chez l'enfant et l'adolescent.

• En agissant sur le thymus, les isoflavones du soja pourraient altérer les défenses immunitaires chez les tout-petits nourris artificiellement au lait de soja. Un effet similaire chez les adultes grands consommateurs de soja n'est pas exclu.
• Chez l'enfant, notamment de sexe masculin, les phytoœstrogènes liés à la consommation élevée de soja pourraient altérer la maturation et le développement pubertaires.

Les aliments enrichis

Des céréales du petit déjeuner aux produits laitiers, de nombreux aliments mettent en avant leur richesse en vitamines et en minéraux.

Riche ou enrichi ? Ce que dit la réglementation

La réglementation différencie trois cas de figure.
— « Naturellement riche en… » : le produit n'a subi aucun rajout. Ainsi, le lait est naturellement riche en calcium, un œuf issu d'une poule nourrie au lin est naturellement riche en oméga 3 (voir page 118).
— « À teneur garantie en… » : lorsque la fabrication du produit a conduit à une perte en vitamines, le fabricant en ajoute ensuite pour restaurer la teneur initiale ; divers laits stérilisés ou jus de fruits répondent à cette appellation.
— « Enrichis en… » : les aliments subissent des ajouts en nutriments qu'ils ne contiennent pas au naturel ; c'est le cas, par exemple, des yaourts enrichis en magnésium ou des céréales enrichies en fer.

L'intérêt et les dangers de l'enrichissement dépendent du nutriment en cause et de la personne à qui il s'adresse.

Passons d'abord en revue les dangers.

• Lorsqu'on consomme par ailleurs une quantité suffisante de produits de base, l'enrichissement est source d'excès potentiellement délétère. Il en va ainsi en Finlande, pays grand consommateur de produits laitiers ; si l'enrichissement en calcium des aliments y était généralisé, 10 % des Finlandais risqueraient de pâtir des complications liées à l'excès de calcium : cancer de la prostate, maladies rénales.

• Outre le calcium, les enrichissements aux effets potentiellement délétères concernent les vitamines A, D, B2 et B6, le sélénium et le fer.

À l'inverse, consommer des aliments enrichis a un réel intérêt lorsqu'on a des besoins accrus et/ou une alimentation insuffisante ou carencée. Pour savoir si vous pouvez en bénéficier, prenez connaissance du tableau ci-dessous et demandez conseil à votre médecin.

NUTRIMENTS	**DANS QUELLES CIRCONSTANCES LES ALIMENTS NATURELLEMENT RICHES, À TENEUR GARANTIE OU ENRICHIS SONT INTÉRESSANTS**
CALCIUM VITAMINE D	Adolescence, grossesse et lactation, troisième âge notamment si : — absence d'ensoleillement, pour la vitamine D — faible consommation de produits laitiers, pour le calcium.
FER	Chez les femmes consommant peu de viande ou de volaille, notamment en cas de règles abondantes ou pendant une grossesse.

VITAMINE B9	• Deux ou trois mois avant un projet de grossesse et au cours du premier trimestre de celle-ci. • Après 60 ans, notamment en cas de faible consommation de légumes frais ou de légumes secs.
VITAMINE B12	Après 60 ans, notamment en cas de faible consommation de viande, volaille et poisson.
ENRICHISSEMENT GLOBAL EN VITAMINES	En cas d'alimentation monotone ou restreinte, par exemple, lors de certains régimes amaigrissants.

Aliments pour enfants : attention aux tromperies de la publicité

Certains aliments destinés aux enfants mettent en avant, sur leur emballage, le dessin d'une bouteille de lait afin d'évoquer une richesse en calcium. Ne vous y trompez pas, ces produits ont moins d'intérêt qu'ils n'en ont l'air. Ainsi, alors qu'un grand verre de lait (25 cl) fournit 300 mg de calcium, une barre de chocolat Kinder ou 2-3 biscuits « Spécial petit déjeuner », par exemple, en apportent 5 à 10 fois moins. C'est certes mieux que rien, mais cela ne justifie pas de considérer ces produits comme équivalents à un produit laitier, d'autant plus que ces aliments sont généralement gras et sucrés : une consommation importante n'est bonne ni pour le cœur ni pour le poids.

De même, la plupart des fromages « spécialement conçus pour l'enfant » sont généralement beaucoup moins riches en calcium (l'emmental, par exemple, est 10 fois plus riche en calcium que le Kiri ou le Petit Louis), plus gras et plus riches en sel que les fromages traditionnels, souvent fort appréciés par les enfants lorsqu'on se donne la peine de les leur proposer.

Les aliments enrichis et vous : mes conseils

— Une alimentation diversifiée à base d'aliments traditionnels suffit le plus souvent à assurer vos besoins en vitamines et en minéraux, sans avoir recours aux aliments enrichis.
— Si vous avez un risque de carence (voir tableau pages 133 et 134), les aliments enrichis vous rendront néanmoins service.
— Si vous êtes un adepte du « tout enrichi », attention : vous risquez un surdosage en vitamines et en minéraux.

Les comprimés de vitamines, de calcium, de fer, etc.

Les aliments classiques constituent la meilleure source de vitamines et d'oligo-éléments. En consommant régulièrement légumes et fruits, légumes secs, pâtes et autres féculents, laitages et fromages, viandes et poissons, huiles de colza et d'olive, vous couvrez aisément vos besoins.

En revanche, vous risquez, dans certains cas, d'être carencé :

- si votre alimentation est très monotone,
- si vous excluez certaines familles d'aliments : régimes végétariens, alimentation pauvre en fruits et en légumes, absence de produits laitiers, évitement systématique des matières grasses, etc.,
- si vous suivez un régime pour maigrir,
- si vos besoins sont accrus : grossesse, sportif, convalescence, etc.,

Si tel est votre cas, plusieurs solutions s'offrent à vous :

- modifier « dans le bon sens » votre alimentation,

– privilégier les aliments enrichis en vitamines (voir page 132),
– prendre des suppléments, sous la forme de comprimés.

Avant d'envisager cette dernière solution, parlez-en à votre médecin : les comprimés de vitamines ou de minéraux vous rendront service si vous manquez du nutriment concerné, mais, à l'inverse, l'excès est néfaste.

➤ *Les comprimés multivitaminés*

Sauf prescription médicale, évitez les comprimés riches en une seule vitamine ; ils sont souvent trop dosés.

• Ainsi, par exemple, la vitamine C à forte dose risque d'avoir un effet pro-oxydant (voir page 41), dangereux pour le cœur et la santé : or certains comprimés apportent 1 000 mg, soit plus de dix fois les besoins quotidiens.

• Autre déception, la vitamine E : les comprimés fortement dosés pourraient favoriser le développement de certaines tumeurs et, par ailleurs, gêner l'action des statines, les médicaments contre le cholestérol.

• Pire encore, le bêta-carotène : les légumes en sont riches et protègent contre le cancer du poumon ; on espérait donc que des comprimés fortement dosés en bêta-carotène seraient encore plus efficaces. Las ! Une équipe scientifique américaine a démontré que ces comprimés ne réduisent pas, mais au contraire augmentent le risque de cancer.

Pour leur part, et mis à part certaines multivitamines américaines, les comprimés multivitaminés ne renferment le plus souvent pas plus de 100 % des apports journaliers conseillés pour chaque vitamine (voir tableau ci-dessous) et correspondent à des doses « alimentaires » et non « pharmacologiques ». Ils ne comportent donc pas de risque de toxicité et vous seront utiles si vous êtes dans l'un des cas énumérés plus haut.

Multivitamines apportant 100 % des apports journaliers conseillés

Disponibles en pharmacie

Alvityl 12 vitamines ; Quotivit ; Vivamyne multi ; etc.

Disponibles en parapharmacie

Bioessor tonus* ; Lecitone adulte* ; Naturland effervescent antifatigue vitalité ; Naturland Super Complexe 100 antifatigue vitalité* ; Vie et santé 10 vitamines 4 oligo-éléments ; etc.

Disponibles en grande surface

Juvamine Fizz 10 vitamines 4 oligo-éléments ; Juvamine 1 par jour* ; Juvamine Femme* ; Juvamine Détente* ; Multivitamines et minéraux effervescents Vitarmonyl ; Multivitamines Vitarmonyl* ; etc.

* Les produits marqués de cet astérisque contiennent du sucre.

➤ *Le calcium*

Si vous mangez moins de deux produits laitiers quotidiens (trois pour les adolescents, les femmes enceintes et les femmes ménopausées), un supplément de calcium optimisera la santé de vos os, notamment en automne et en hiver : en effet, l'absence d'ensoleillement rend alors le squelette plus dépendant du calcium en raison d'une carence relative en vitamine D (cette vitamine, qui fortifie les os, n'est synthétisée par la peau qu'en présence du soleil).

➤ *Le fer*

Si vous mangez de la viande et du poisson, votre apport en fer est dans doute suffisant pour couvrir vos besoins.

Comprimés de vitamines, de minéraux ou d'oligo-éléments et vous : mes conseils

— Si vous mangez de tout en privilégiant les aliments à fort potentiel santé, vous n'avez besoin d'aucun comprimé.
— Si votre alimentation manque de fer, de calcium ou de vitamines, les comprimés vous seront utiles pour éviter une carence, mais ils ne remplaceront pas les « vrais » aliments dans la préservation de votre santé.
— Si vous prenez des comprimés, choisissez ceux qui vous procurent des doses « alimentaires » de vitamines (c'est-à-dire proches de celles provenant d'une alimentation diversifiée), et évitez les « mégadoses » car l'excès s'avère néfaste.
— Avant de prendre des suppléments nutritionnels, parlez-en à votre médecin pour savoir si vous en avez vraiment besoin.

Dans ce cas, n'en prenez pas sous la forme de comprimé : l'excès de fer est néfaste pour les artères.

Cependant, environ 20 % des Françaises ont une carence en fer en raison des pertes périodiques accompagnant la survenue des règles ou des besoins liés à une grossesse ; cette carence en fer est source de fatigue et d'anémie.

Si vous êtes fatiguée, vous êtes peut-être carencée : si l'analyse de sang confirme la carence, prendre du fer pendant deux ou trois mois améliorera votre forme. Parlez-en à votre médecin.

➤ *Le sélénium, le chrome, etc.*

D'autres suppléments existent, à base d'oligo-éléments comme le chrome, le sélénium, etc. Aucun n'a démontré jusqu'à présent une efficacité dans la prévention des maladies cardio-vasculaires, du cancer ou du vieillissement cérébral.

Les aliments allégés

Pour le cœur, pour le cerveau et pour se protéger du cancer, il est recommandé de ne pas manger trop gras et surtout de modérer la consommation de graisses d'origine animale. Dans cet objectif, les aliments allégés peuvent rendre service, lorsqu'on a tendance à manger très gras. Mais c'est surtout lorsqu'on doit perdre du poids qu'ils sont intéressants.

➤ *Les produits laitiers et le beurre allégés*

Le lait constitue l'un des premiers aliments à avoir été allégé : depuis les années 1970, le lait demi écrémé représente à présent plus des deux tiers des ventes. Malgré une teneur en graisses deux fois inférieure à celle du lait entier (17 g au lieu de 36 g par litre), il conserve de la saveur. En revanche, le lait totalement écrémé est souvent insipide ; de ce fait, il n'aura d'intérêt que si vous aviez besoin de maigrir vite.

Le yaourt nature classique (le plus simple et le moins cher) est naturellement bien équilibré et peu gras. Aussi, les yaourts à 0 % de matières grasses (MG) ne procurent aucun avantage, même si, comme les fromages blancs à 0 % de MG, leur goût a été bien amélioré. Si vous devez maigrir, les yaourts aux fruits édulcorés et à 0 % de MG sont, eux, intéressants car beaucoup moins caloriques que les yaourts aux fruits sucrés.

Les fromages blancs à 40 % MG sont savoureux mais un peu trop gras si vous avez un excès de poids ou de cholestérol ; le fromage blanc à 20 % de MG l'est moins tout en restant moelleux : c'est un bon compromis si vous souhaitez manger lèger mais de façon savoureuse.

Pourquoi les yaourts à 5 % MG sont-ils plus gras que le fromage blanc à 20 % MG ?

La réglementation en termes d'étiquetage précise que le pourcentage de matières grasses affiché sur les fromages blancs doit être calculé sur l'extrait sec (tout ce qui, dans un aliment, n'est pas de l'eau) ; 100 g de fromage blanc à 20 % MG contenant 17 % d'extrait sec, il en résulte qu'il contient en réalité environ 3 g de matières grasses pour 100 g de produit fini. La réglementation sur les yaourts ou les laits fermentés est différente : le pourcentage de matières grasses affiché est calculé sur le poids total du produit et non sur son poids sec. Un yaourt à 5 % MG d'une contenance de 125 g vous apportera donc 6 g de matières grasses, soit le double de 100 g de fromage blanc à 20 % de MG.

À la différence des fromages blancs, les fromages contiennent peu d'eau, et donc proportionnellement plus d'extrait sec. Ainsi, 100 g de fromage apportent environ 25 g de graisses, soit trois fois plus que 100 g de fromage blanc à 40 % MG. Face aux fromages traditionnels à 45 % de MG, les fromages allégés à 20 ou à 25 % de MG ont généralement une texture plus ferme et plus élastique, avec un goût plus amer et plus plat. Les vrais amateurs préféreront un petit morceau d'un fromage classique à un morceau deux fois plus grand d'un fromage allégé. Il est cependant possible de trouver sur certains marchés des fromages traditionnels à la fois légers et savoureux, telle la tome de montagne fermière à 20 % de MG.

Dans les beurres allégés ou dans les mayonnaises allégées, on a réduit en général les matières grasses de moitié par rapport au beurre ou à la margarine classiques. Reste à savoir si vous ne préférez pas tartiner votre tranche de pain du petit déjeuner avec une petite noisette de beurre plutôt qu'avec une grosse noix de « beurre allégé ».

Le même raisonnement s'applique lorsqu'on compare les versions allégées et traditionnelles de la crème fraîche (pour les préparations culinaires) ou de la vinaigrette (pour les crudités et les salades). Tous ces produits trouvent leur intérêt lorsque l'allégement n'altère pas leur saveur : à vous de choisir.

➤ *La charcuterie allégée*

Pour améliorer leur image, les charcuteries se lancent elles aussi dans l'allégé. Il existe à présent des saucisses ou des pâtés allégés ; appréciez-les sans en abuser, car ils restent quand même assez gras.

Plus intéressantes sont les charcuteries naturellement pauvres en matières grasses, telles que le jambon cuit, le jambonneau, les tripes ou les filets de bacon.

➤ *Les plats cuisinés allégés*

Les plats cuisinés dits « allégés » fournissent moins de calories que les plats cuisinés classiques. Si, pour maigrir, vous souhaitez les utiliser tout en optimisant votre santé, ajoutez-y une salade ou une assiette de légumes verts, car les plats allégés n'en contiennent généralement pas assez.

Les aliments allégés et vous : mes conseils

— Si vous êtes trop gros ou que vous ayez trop de cholestérol, les aliments allégés vous permettent de réduire les graisses animales dans votre alimentation, d'où un bénéfice pour le poids et pour les artères.
— Autre solution, aussi efficace : manger de « vrais » aliments, mais plus rarement que d'habitude pour les plus gras (plats en sauce ; charcuteries ; fromages).
— Si ni le poids, ni le cœur, ni le cholestérol ne vous posent problème, mangez de vrais aliments, non allégés, mais modérez votre consommation d'aliments très gras afin de préserver votre santé.

Les édulcorants

Les édulcorants ont une saveur sucrée mais apportent moins de calories que le sucre de table classique. Les aliments dans lesquels ils remplacent le sucre présentent sur leur emballage les mentions « sans sucre » ou « light » (qui signifie léger en anglais). Les édulcorants se présentent sous deux conditionnements : en poudre, pour les desserts, ou en comprimés, pour les boissons. Il existe deux familles d'édulcorants, les polyols et les édulcorants intenses.

➤ *Les polyols, attention aux calories*

Les polyols (sorbitol, xylitol ou mannitol) servent surtout à alléger les bonbons ou les chewing-gums. Ils ont l'intérêt de ne pas favoriser la formation des caries (à la différence des bonbons sucrés), mais ils entraînent une diarrhée en cas d'excès. Les polyols apportent environ 2,4 calories par gramme, soit moins que le sucre (4 calories environ), mais suffisamment quand même pour favoriser la prise de poids lorsqu'on en consomme beaucoup.

Attention, donc, à ne pas vous faire piéger par la mention « bonbon sans sucre » : ces bonbons ne contiennent pas de sucre — sous-entendu pas de sucre blanc —, mais ils sont néanmoins riches en calories ; modérez-en la consommation si vous avez tendance à prendre du poids.

➤ *La saccharine et l'aspartame*

La saccharine et l'aspartame sont deux édulcorants dits « intenses » car ils procurent une sensation sucrée très prononcée. De ce fait, une infime quantité suffit pour sucrer, et leur apport calorique est négligeable. On les propose donc en cas de diabète ou d'excès de poids. Contrairement à certaines craintes, les édulcorants intenses ne paraissent pas toxiques. Sont-ils pour autant utiles ? Tout dépend de l'emploi que l'on en fait.

La famille des édulcorants intenses

Aspartam : Canderel, Bon suc Krüger, Happy Farmer (Auchan), Sucrin, Form'U (Super U), Carte Blanche, etc.
Aspartame + acesulfam K : Kara de Pouss'suc, etc.
Saccharine : Sucrédulcor, Skun Suc, Sun Suc, etc.

Les inconvenients des édulcorants

Le seul fait de remplacer le sucre classique par un édulcorant intense ne changera pas votre ligne. Sans vous en rendre compte, vous mangerez un peu plus les jours suivants et, au total, votre poids ne bougera pas.

En outre, consommés sans discernement et sans retenue, les édulcorants ont un effet pervers : on s'habitue de plus en plus au goût sucré, ce qui conduit à manger plus de desserts, de barres chocolatées ou de laitages édulcorés. Or, même lorsqu'ils ne contiennent pas de sucre, ces produits sont habituellement riches en graisses et en calories : par exemple, le chocolat light est souvent plus gras que le chocolat classique. Cette consommation conduit donc à un excès de calories et à une prise de poids.

Par ailleurs, même si c'est de façon nettement moins marquée que pour les aliments sucrés, les aliments ou les boissons sucrés aux édulcorants intenses déclenchent une sécrétion d'insuline par le pancréas. Or il est préférable pour les artères comme pour le poids d'avoir une insuline basse.

Le fructose : un cas particulier

Le fructose est le sucre naturel des fruits, ce n'est donc pas un sucre artificiel. Il est aussi savoureux et aussi riche (4 cal/g) que le sucre classique, dont il diffère néanmoins en deux points :
— il a un pouvoir sucrant élevé (on en met moins pour autant de saveur) ;
— il stimule moins la sécrétion d'insuline par le pancréas.
Deux avantages si vous êtes diabétique ou si vous devez maigrir.

Les avantages des édulcorants

Pourtant, les édulcorants sont utiles dans certains cas. Si vous cherchez à calmer vos angoisses en grignotant une nourriture sucrée, le fait de choisir des aliments édulcorés limitera la prise de poids. Si vous avez un diabète ou un surpoids et que vous appréciez les desserts sucrés, la consommation raisonnable d'édulcorants (dans les laitages, les salades de fruits, le café du matin, etc.) rendra votre régime plus savoureux, donc plus facile à suivre et plus efficace. Encore faut-il que l'aliment édulcoré vous fasse plaisir ; sinon, consommez-en moins, mais avec du « vrai » sucre.

Les édulcorants et vous : mes conseils

— Si vous êtes diabétique ou trop fort et que vous mangiez souvent sucré, prenez des édulcorants, mais sans en exagérer la consommation.
— Si vous ne souffrez ni de diabète ni d'excès de poids, prenez du « vrai » sucre.
— Dans les deux cas, apprenez à apprécier la saveur de certains aliments ou boissons sans sucre ni édulcorant : l'arôme d'un très bon café ou d'un thé Darjeeling ne nécessite pas l'adjonction de sucre ; même chose pour une coupe de fraises ou de framboises.

Les alicaments et les « aliments fonctionnels »

Le terme « alicament » présuppose que l'on assimile l'aliment à un médicament, le tout sous l'égide d'une thérapeutique, la « nutraceutique ». Ces mots (alicament et nutraceutique) sont à la mode, mais je les trouve personnellement détestables pour au moins trois raisons.

• D'abord, ils n'ont rien de scientifique. Si une bonne alimentation agit sur la santé, c'est pour être plus en forme et pour prévenir le risque de maladies, non pour traiter seule une maladie déjà manifeste ; lorsqu'on a une maladie cardiaque ou un cancer avéré, ce sont les moyens médicaux qui permettront d'en guérir, et non la nutrition, même si celle-ci a rôle primordial à jouer dans la prévention des récidives.

• Ensuite, ces termes conduisent nos menus à ressembler à une ordonnance médicale et nos épiceries à une annexe de pharmacie, alors même que le plaisir à manger et la convivialité à partager sont primordiaux pour notre équilibre et notre qualité de vie.

• Enfin, les seules certitudes dont on dispose à propos des bénéfices pour la santé concernent des aliments « basiques », traditionnels, que tout un chacun peut se procurer au marché ou dans les magasins habituels.

Fructo-oligosaccharides et inuline : des aliments fonctionnels aux effets voisins... des yaourts

Grâce à leur texture bien particulière, ces ingrédients sont censés remplacer le sucre (pour les fructo-oligosaccharides) ou les graisses (pour l'inuline). Ils peuvent donc être utiles dans le cadre d'un excès de poids. De plus, ils modulent l'activité des bactéries de l'intestin, un peu comme le font les yaourts, et participent ainsi à la régulation du transit intestinal.

En revanche, il n'existe pas à ce jour de preuve tangible de leur réel intérêt en ce qui concerne leurs autres revendications : baisse du cholestérol, diminution du risque de cancer du côlon ou modulation des défenses immunitaires. Les recherches à venir nous diront ce qu'il en est vraiment.

Par ailleurs, de plus en plus d'aliments nouveaux se parent de l'appellation mieux appropriée d'« aliments fonctionnels », c'est-à-dire d'aliments répondant à une fonction bien précise dans l'écologie de notre organisme. Que faut-il en penser ?

Dans les pages précédentes, vous avez pu lire les intérêts et les limites des divers produits qui revendiquent ce statut de façon plus ou moins marquée selon leurs politiques respectives de marketing : les margarines ; les aliments enrichis en oméga 3, en vitamines ou en minéraux ; certains laits fermentés ; le soja. À chacun son intérêt et ses limites, voire ses dangers. Dans l'avenir, les connaissances scientifiques se développant, on pourra mieux préciser pour qui et quand les aliments sont intéressants, on pourra aussi disposer de nouveaux « aliments fonctionnels ».

Alicaments, aliments fonctionnels et vous : mes conseils

— En faisant les bons choix, il est possible, et souhaitable, de protéger sa santé à l'aide des aliments classiques avant tout : c'est l'idéal.

— Cependant, les aliments fonctionnels ont leur intérêt, mais au cas par cas : ne les utilisez qu'à bon escient.

Les produits issus de l'agriculture biologique

Les aliments issus de l'agriculture biologique ont des taux de pesticides et de nitrates généralement plus faibles. Ils ont, par ailleurs, une teneur en vitamines et minéraux 10 à 15 % plus élevée que les aliments issus d'une agriculture conventionnelle. Cependant, il n'y a pas de preuve quant à leur impact sur l'état de santé. Il faut notamment remarquer que toutes les études ayant démontré les bienfaits des fruits et des légumes ont porté sur des produits issus de l'agriculture classique, et non de l'agriculture biologique.

Les aliments biologiques sont souvent plus savoureux, ce qui incite à consommer plus généreusement légumes et fruits. C'est un avantage non négligeable.

Les aliments biologiques ont, à l'inverse, deux inconvénients.

• L'agriculture biologique utilise des fongicides qui ne sont pas toujours suffisamment puissants pour freiner la croissance des moisissures, notamment dans les fruits, les légumes, les grains de céréales ou encore les fruits secs. Or certaines moisissures fabriquent des substances appelées « mycotoxines » qui se sont révélées cancérigènes en cas de consommation élevée et répétée. Lorsqu'on achète des produits issus de l'agriculture biologique, il convient donc d'éviter ceux où apparaît du moisi et de respecter les dates de consommation.

• Leur coût rend onéreux un marché « tout bio » pour la famille.

Aliments biologiques et vous : mes conseils

— On manque d'arguments objectifs pour affirmer les bénéfices d'une alimentation biologique : entre aliments traditionnels et aliments biologiques, choisissez selon votre sensibilité, mais sans dogmatisme.

— Si vous consommez des fruits et des légumes issus de l'agriculture biologique, évitez ceux à l'aspect moisi.

— Pour les aliments dont vous êtes particulièrement amateur, essayez l'appellation biologique : ils vous paraîtront sans doute encore plus savoureux.

CHAPITRE 6

La ligne, la marche et le sport : des alliés de choix pour votre santé

On peut joindre l'utile à l'agréable : un poids raisonnable, la pratique de la marche et un peu de sport sont un bénéfice pour votre silhouette, mais ils réduisent aussi les risques de cancer et de maladies cardio-vasculaires. Pas question pour autant de devenir des obsédés de la minceur ou de la compétition : quelques règles simples suffisent le plus souvent à conjuguer forme, ligne et santé.

Un poids raisonnable et stable

➤ *Est-il dangereux d'être trop gros ?*

Le surpoids et surtout l'obésité accentuent les risques de maladies cardio-vasculaires.

Ainsi, un homme jeune avec 30 % de poids en trop s'expose à un risque d'insuffisance coronaire multiplié par deux. Les mécanismes en cause sont multiples : le surpoids favorise le diabète, l'hypertension artérielle et les troubles du cholestérol, qui accélèrent chacun le processus d'athérosclérose. Même en l'absence de ces troubles, l'obésité élève le risque d'obstruction des artères.

En touchant les artères, l'obésité risque également d'altérer le cerveau : les accidents vasculaires cérébraux sont favorisés par l'excès de poids et se traduisent, selon la zone cérébrale touchée, par une paralysie, des troubles intellectuels ou de la mémoire, une altération de la parole, etc.

Les cancers sont eux aussi plus fréquents. Ainsi, le risque de cancer de l'utérus est plus que doublé en cas d'obésité sévère ou très sévère (voir tableau page 151). L'obésité augmente également le risque de cancer du sein, mais surtout si vous êtes ménopausée et si l'excès de graisse se localise sur le ventre ; en revanche, avant la ménopause ou en présence d'une culotte de cheval, vous n'avez pas plus de risque (voire moins) qu'une autre.

Trois autres localisations du cancer (rein, prostate et surtout côlon) sont plus fréquentes en cas d'obésité. La cause en est l'excès d'insuline (une hormone fabriquée par le pancréas) provoqué par l'excès de graisse corporelle, excès d'insuline qui favorise la mutation des cellules cancéreuses.

➤ *Avez-vous besoin de maigrir ?*

Comment savoir si vous êtes trop gras(se) ? Si votre corpulence altère votre santé ? Sûrement pas en vous comparant aux sylphides presque irréelles des magazines de mode : la plupart sont souvent trop maigres. En revanche, en lisant le tableau ci-dessous, vous pouvez vous situer : au-dessus du poids idéal, plus les kilos s'ajoutent, plus les risques augmentent, mais les problèmes se posent surtout en cas d'obésité.

Poids idéal, surpoids et obésité en fonction de votre taille

Pour une taille de :	**1m50**	**1m55**	**1m60**	**1m65**	**1m70**	**1m75**	**1m80**	**1m85**
Le poids[1] idéal[2] se situe entre :	42 et 56 kg	44 et 60 kg	47 et 64 kg	50 et 68 kg	53 et 72 kg	57 et 77 kg	60 et 81 kg	63 et 86 kg
Le surpoids débute à un poids[1] de :	56 kg	60 kg	64 kg	68 kg	72 kg	77 kg	81 kg	86 kg
L'obésité débute à un poids[1] de :	67,5 kg	72 kg	77 kg	82 k g	87 kg	92 kg	97 kg	103 kg
L'obésité sévère débute à un poids[1] de :	79 kg	84 kg	90 kg	95 kg	101 kg	107 kg	113 kg	120 kg
L'obésité très sévère débute à un poids[1] de :	90 kg	96 kg	102 kg	109 kg	116 kg	123 kg	130 kg	137 kg

1. Les poids s'entendent en kilogrammes.
2. Au sens médical du terme, le poids idéal s'entend comme le poids assurant la meilleure santé et l'espérance de vie la plus longue.

La graisse située sur le haut du ventre, au-dessus du nombril, est la plus dangereuse pour le cœur et les artères, le cerveau et le cancer. En revanche, lorsque les rondeurs sont localisées sous le nombril, sur les hanches ou les cuisses, elles sont moins néfastes. Attention, donc, si vous avez de la bedaine, vous avez sans doute intérêt à perdre quelques kilos : vos risques de maladie cardio-vasculaire sont deux fois plus élevés qu'une personne qui aurait un poids identique au vôtre mais une culotte de cheval. Cela explique que l'excès de poids soit plus dangereux chez l'homme que chez la femme.

Pour faire le point, munissez-vous d'un mètre de couturière, souple mais non extensible :

• à l'aide de celui-ci, mesurez votre tour de taille au niveau le plus étroit (celui du nombril généralement) et votre tour de hanches le plus large (voir dessin ci-contre). Durant cette mesure, tenez-vous debout, sans forcer votre respiration.

• Divisez ensuite la valeur obtenue pour le tour de taille par celui du tour de hanches, chacune étant mesurée en centimètres.

• Le rapport taille-hanches permet de situer vos risques : normalement, il se situe entre 0,64 et 0,85 chez la femme, entre 0,85 et 1 chez l'homme. S'il est supérieur à 1 chez l'homme ou à 0,85 chez la femme, les risques cardio-vasculaires s'élèvent et vous aurez très probablement intérêt à maigrir.

Ces craintes diminuent avec l'âge, puisque, après 60 ans, les artères coronaires pâtissent nettement moins d'un surpoids. C'est donc surtout si vous êtes un homme âgé de moins de 60 ans et un peu bedonnant que vous aurez intérêt à perdre vos kilos en trop.

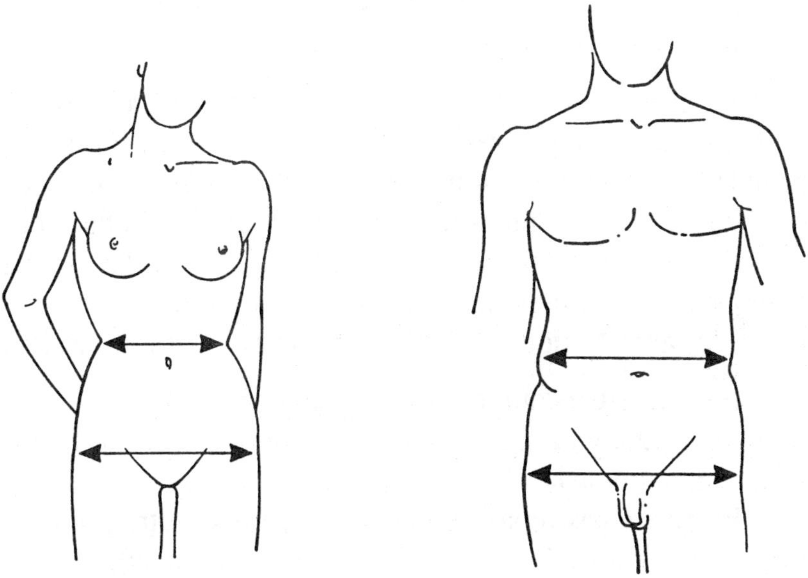

Votre poids et votre santé : mes conseils

— Évitez de prendre plus de 5 kilos entre les âges de 20 et 60 ans. Deux exceptions : si vous vous arrêtez de fumer ou si vous étiez vraiment très maigre à 20 ans, la prise de quelques kilos supplémentaires n'est pas néfaste.

— Si vous souffrez d'une obésité (voir page 151), perdez quelques kilos puis évitez de les reprendre. Le même conseil s'applique si vous avez un surpoids plus modéré mais dangereusement situé (c'est-à-dire sur le ventre).

— Si vous êtes dans l'intervalle idéal de poids pour votre taille (voir page 151), chercher à être plus mince n'aurait aucun intérêt pour votre santé.

➤ *Comment éviter de prendre du poids*

Il existe de multiples façons de maigrir, et mon propos n'est pas de vous les présenter dans cet ouvrage[1]. En fait, le principal problème est souvent non pas de maigrir, mais de ne pas prendre ou reprendre des kilos ; pour y parvenir, pour conserver un poids stable, il est nécessaire de garder en tête quelques repères puis de les mettre en pratique.

• Si vous avez toujours été mince, suivez ces trois conseils :

- Bougez suffisamment (voir page 156).
- Mangez à votre faim, et arrêtez-vous dès que vous vous sentez rassasié.
- Préparez vos repas de manière à ce que votre poids se régule naturellement (voir tableau ci-dessous).

• Si vous venez de perdre du poids et que vous souhaitez ne pas reprendre les kilos perdus, il vous faudra être particulièrement attentif. En effet, les études scientifiques le démontrent et l'expérience médicale au quotidien le confirme, quel que soit le régime, le médicament ou toute autre méthode choisie pour perdre du poids, vous reprendrez les kilos perdus si, à l'arrêt de la méthode initiale, vous n'adoptez pas des comportements différents de ceux qui vous avaient conduit à grossir une première fois.

Comme le montre l'étude scientifique de J.K. Harris et R. Wing, vous avez notamment intérêt à :

- Bouger plus souvent (voir page 156).
- Garder un contact avec votre thérapeute si vous aviez eu recours à un professionnel pour vous aider à maigrir. Ce

1. Ceux ou celles qui sont intéressés par le sujet peuvent lire J. Fricker, *Le Nouveau Guide du bien maigrir*, Odile Jacob, 2002.

Comment faire confiance au langage de votre corps

Présent dans une région du cerveau dénommée « hypothalamus », le centre de la faim adapte notre appétit à nos besoins. Il induit la faim lorsqu'on manque d'énergie, puis le rassasiement lorsqu'on a assez mangé. Mais il se dérègle en cinq circonstances :

— Lorsque les calories sont « bues » : sodas, sirops, jus de fruit, thé glacé et toutes les autres boissons sucrées.

— Lorsque l'alimentation est trop concentrée en calories : d'où l'intérêt d'inclure à chaque repas des légumes (aliments les moins concentrés) et de modérer les quantités de matières grasses, de biscuits, de confiseries, de plats tout préparés, de chips, etc. (aliments les plus concentrés).

— Lorsque les glucides sont trop vite assimilés, d'où l'importance de choisir des glucides lents plutôt que des sucres rapides (voir page 63) et de manger des légumes (ils ralentissent l'assimilation du repas).

— Lorsqu'on est trop sédentaire.

— Lorsqu'on mange trop souvent en réponse aux émotions ou au stress : des séances de relaxation ou la psychothérapie peuvent être utiles.

contact peut être rare (tous les trois ou six mois par exemple) et à distance (par téléphone, courrier, fax, e-mail, par exemple), mais vous avez intérêt à le conserver.

– Consommer plus de légumes.
– Manger moins gras.

– Éviter, sans pour autant les diaboliser ou les bannir totalement, certains aliments très riches comme les chips, les hot dogs, les sucreries à longueur de journée, etc.

Le sport et la marche

Depuis Hippocrate et la Grèce antique, de nombreux médecins recommandent la pratique régulière d'une activité physique pour rester en bonne santé. Mais ce n'est que récemment que les études scientifiques ont confirmé le bien-fondé de ces conseils ancestraux : les personnes qui font de l'exercice régulièrement restent en meilleure santé et vieillissent mieux que celles qui sont trop sédentaires. Vous aussi, activez-vous, mais sans forcer, afin d'éviter les accidents liés à une pratique sportive mal adaptée.

➤ *Activité physique et longévité*

PREMIÈRE CONSTATATION

La pratique d'un sport réduit de 30 à 50 % le taux de mortalité, c'est-à-dire le risque de mourir dans l'année. Ainsi, aux États-Unis, 12 % du nombre total des décès (soit 250 000 chaque année) sont attribués au manque d'activité physique régulière. Les gens actifs vivent plus longtemps.

Pour la santé, l'activité physique est même plus importante que la minceur : si vous êtes trop fort(e) mais que vous marchez quotidiennement plus de 4-5 km ou que vous faites régulièrement du sport, vous êtes sans doute en meilleure santé que la plupart des personnes minces mais sédentaires.

DEUXIÈME CONSTATATION

Il n'est pas nécessaire de passer sa vie dans les salles de gymnastique ou sur un stade pour bénéficier de cet effet ; trois heures de sport par semaine suffisent pour atteindre la longévité maximale.

TROISIÈME CONSTATATION

Les effets bénéfiques sont tout aussi bons pour un exercice réalisé dans un autre contexte que le sport comme, par exemple, une activité de loisir, le jardinage, les travaux domestiques ou la bicyclette à petite allure. Si vous choisissez cette solution, vous devrez y consacrer deux fois plus de temps, soit cinq à six heures par semaine, pour atteindre un effet sur votre santé aussi bon qu'avec les trois heures de sport.

Une autre solution, plus simple encore, consiste à marcher 3 à 5 km chaque jour, voire plus : d'après certains travaux scientifiques aux résultats particulièrement optimistes, si vous marchez 10 km par jour, vous pouvez espérer vivre sept ans de plus que si vous menez une existence très sédentaire.

➤ *Activité physique, cœur et infarctus*

Les individus sédentaires font trois fois plus d'infarctus du myocarde ou d'attaque cérébrale que ceux qui sont physiquement actifs. Là aussi, comme pour l'effet du sport sur la longévité, il vous suffit de consacrer deux à trois heures par semaine au sport pour en tirer tous les bénéfices, ou encore une période deux fois plus longue si vous préférez les activités plus tranquilles comme la marche. Si l'exercice a une telle efficacité, c'est qu'il intervient sur de nombreux facteurs qui, eux-mêmes, influencent l'état de vos artères, comme le montre le tableau suivant.

Mécanismes par lesquels l'exercice réduit le risque des maladies cardio-vasculaires

— Baisse de la tension artérielle : prévention de l'hypertension artérielle.
— Baisse de la glycémie : prévention du diabète.
— Augmentation du bon cholestérol, le cholestérol HDL : prévention du cholestérol.
— Baisse de la viscosité du sang : prévention des thromboses.
— Amélioration du rythme des battements cardiaques : prévention des arythmies.
— Baisse du poids et de la graisse corporelle : prévention de l'obésité.
— Meilleur vécu du stress et amélioration du moral.

Tabac ou sport : il faut choisir

Attention à la cigarette juste après le jogging : le tabac entraîne un spasme des artères coronaires, alors même que celles-ci sont stimulées et dilatées par l'effort. Il en résulte un risque de thrombose brutale et d'infarctus.

À la différence du cancer du poumon, ce n'est pas la durée d'exposition qui intervient, mais la simultanéité sport-tabac : si, quelle qu'en soit la raison, vous fumez régulièrement, mieux vaut ne pas réaliser d'effort physique violent. Le sport n'équilibre donc pas les effets néfastes du tabac, il risque même de les aggraver.

➤ *Activité physique et cancer*

Plus récents que ceux portant sur les maladies cardiovasculaires, les travaux scientifiques étudiant les effets de l'activité physique sur le développement des cancers sont néanmoins prometteurs.

Les personnes les plus actives (sport, marche, vélo, etc.) voient ainsi leur risque de cancer du côlon réduit de 40 à 50 %, et celui de cancer du sein ou de l'endomètre de 30 à 40 % ! Même la prostate est protégée, avec une réduction du risque entre 10 et 30 %.

Côlon, rein, prostate : les cancers concernés par les bénéfices de l'activité physique sont parmi les plus fréquents : cela augmente d'autant le bénéfice escompté en termes de santé publique, mais également pour la santé de chacun d'entre nous, individuellement.

Comment le sport ou la marche peuvent-ils protéger du cancer ?

- En modulant la régulation de la croissance des cellules de l'organisme,
- en réduisant les niveaux d'insuline (dont l'excès élève les risques de mutagenèse),
- et, pour les femmes, en modulant le cycle hormonal.

➤ *Les bienfaits sur l'activité intellectuelle*

Si vous êtes un « intellectuel », les bienfaits de l'activité physique sur l'esprit ont de quoi vous séduire. Car l'entraînement physique diminue l'anxiété et redonne confiance en soi ; d'autre part, il augmente la résistance à la fatigue et prépare au sommeil. Vous sentir moins fatigué et bien dormir vous aidera à mieux vous concentrer.

Nos capacités intellectuelles ont tendance à baisser après 40 ans. Pour freiner cette évolution, la marche ou le sport ont démontré leur efficacité, efficacité que l'on parvient même à quantifier à présent : à chaque mile (1,6 km) de marche quotidienne, on réduit de 13 % le risque de voir baisser ses performances intellectuelles. Le résultat est voisin pour toute activité brûlant de l'énergie, par exemple deux heures de tennis ou un parcours de golf hebdomadaire.

Aujourd'hui, il est également prouvé que l'exercice physique possède un effet antidépresseur. De nombreux psychiatres recommandent d'ailleurs l'exercice comme complément d'un traitement antidépresseur ou d'une psychothérapie, afin d'accélérer puis de mieux assurer la guérison. Dans certains cas de dépression légère, le sport peut même constituer la pierre angulaire de la prise en charge thérapeutique. On commence à peine à comprendre comment l'exercice agit sur l'humeur : le sport élève dans le cerveau certains neurotransmetteurs comme les endorphines ou la phényléthylamine ; or ceux-ci sont généralement diminués en cas de dépression, le sport permet donc un retour vers des valeurs plus optimales pour le moral.

Dans cette fonction antidépresseur, le sport paraît plus efficace que la marche : c'est lorsque l'effort physique est ressenti comme intense et relativement difficile que l'élévation de la phényléthylamine est la plus nette. Le dicton : « On n'a rien sans effort » n'est peut être pas dénué de sens…

➤ *Comment s'activer plus souvent ?*

Commencer une activité physique de façon trop brutale peut s'avérer dangereux, surtout si vous n'avez pas fait de sport depuis longtemps ; comme la sédentarité, l'excès de sport est dangereux pour le cœur (infarctus) et les articulations (arthrose) : les extrêmes se rejoignent quant à leurs conséquences. Pour bénéficier pleinement des bienfaits d'une activité physique raisonnée, suivez les conseils proposés dans le tableau ci-dessous.

ACTIVITÉ PHYSIQUE ET SANTÉ : LES 8 RÈGLES D'OR
1. RÉALISER UN BILAN MÉDICAL AVANT TOUTE REPRISE D'UNE ACTIVITÉ PHYSIQUE : Indispensable pour dépister une éventuelle anomalie cardiaque ou articulaire et être sûr d'avoir choisi un sport adapté à votre cas. Particulièrement important après 40 ans et/ou après un arrêt prolongé de toute activité physique.
2. NE NÉGLIGER NI L'ÉCHAUFFEMENT NI LA PHASE DE RÉCUPÉRATION : Important pour réduire le risque d'accident musculaire, articulaire ou cardiaque. En suivant les conseils d'un professeur de gymnastique et/ou ceux proposés dans certains ouvrages[1].
3. PRATIQUER RÉGULIÈREMENT UNE ACTIVITÉ D'ENDURANCE : Marche, jogging, vélo, natation, aviron... afin d'optimiser les effets de l'activité sur le cœur. Cela n'empêche pas de réaliser en plus une activité de résistance, pour le plaisir du jeu ou celui de se muscler harmonieusement.
4. INTERROMPRE SA SÉANCE D'EXERCICE AU MOINDRE SIGNE CARDIO-RESPIRATOIRE ANORMAL : Palpitations, douleurs dans la poitrine, essoufflement anormal, malaise, syncope : autant de signes qui imposent l'arrêt de l'exercice et la consultation rapide d'un médecin. Seul l'avis médical permettra de différencier une douleur fortuite d'un réel problème cardiaque.
5. PRÉSERVER SES ARTICULATIONS : Éviter tant la sédentarité que l'hyperentraînement, tous deux sources potentielles d'ostéoporose et de problèmes articulaires. Important également : la qualité du matériel — chaussures, etc. — et l'exécution correcte des mouvements — avec un moniteur ou à l'aide de certains guides[1].

1. Pour en savoir plus, lire D. Laty et J. Fricker, *Le Grand Livre de la forme*, Odile Jacob, 1997.

6. MANGER ÉQUILIBRÉ : Sucres lents, magnésium, protéines, acides gras essentiels, vitamines : autant d'éléments à trouver dans votre nourriture pour optimiser votre effort. Ne pas oublier de boire pour éviter fatigue, déshydratation, calcul urinaire, etc.
7. TROIS HEURES D'EXERCICE PAR SEMAINE : Cette durée est déjà optimale pour votre cœur et votre santé. Choisissez la durée des séances à votre convenance : pour la santé, trois fois 1 heure ou six fois 30 minutes sont équivalents.
8. SI VOUS N'AVEZ NI L'ENVIE NI LE TEMPS DE FAIRE DU SPORT, MISEZ SUR LES ACTIVITÉS QUOTIDIENNES : Marche, jardinage, vélo, activités ménagères, etc. : 5 à 6 heures par semaine procurent un bénéfice équivalent à 2 ou 3 heures de sport.

CHAPITRE 7

En famille : à chacun ses besoins

Bien manger pour être « au top », composer ses repas de manière à rester en bonne santé : l'objectif reste valable pour tous. Cependant, les recommandations pratiques sont à moduler selon l'âge et les goûts de chacun, selon aussi les éventuels problèmes de santé. Par ailleurs, il ne faut pas que l'objectif santé transforme la préparation des repas en casse-tête quotidien. Comment faire ?

Pour vos enfants

L'âge de l'enfance n'est heureusement pas celui des maladies cardio-vasculaires ni du cancer. Néanmoins, nourrir votre enfant de façon optimale s'avère important pour :

- lui donner des habitudes qui lui seront bénéfiques toute sa vie durant,
- lui assurer une croissance harmonieuse et un bon développement, fondements d'une bonne résistance aux maladies au cours de sa vie d'adulte,

- lui donner toutes ses chances au cours de sa scolarité (voir page 13),
- lui éviter excès de poids ou obésité.

➤ *Un bon équilibre, de bonnes habitudes*

Sauf s'il est trop gros et que son pédiatre le juge nécessaire, il n'est pas question de mettre votre enfant « au régime ». Laissez-le manger à sa faim, mais composez ses repas de façon équilibrée.

• Le petit déjeuner (voir page 190) est important : s'il est inexistant, l'enfant mange souvent trop aux repas suivants et risque de grossir plus facilement. S'il n'a vraiment pas d'appétit, donnez-lui une banane, ou un sandwich au fromage pour la récré de 10 heures.

• Au goûter, laissez-le choisir entre du lait ou un yaourt, un fruit (banane, pomme, etc.), ou encore du pain et du chocolat, des biscuits secs ou des tartines de confiture ; plus rarement, car plus gras, des biscuits au chocolat, une pâtisserie ou une viennoiserie.

• Au déjeuner et au dîner, commencez souvent le repas par un potage ou des crudités ; comme il a faim, votre enfant prendra ces légumes sans faire d'histoire, même s'il ne les aime que modérément. Pour satisfaire les besoins nutritionnels de l'enfant, les entrées grasses (saucisson et assiettes de charcuterie, friands, quiches, pizza, etc.) font moins office d'entrée que de plat principal et il est alors préférable de les accompagner d'une salade ou d'une assiette de légumes verts.

• L'entrée n'est pas une obligation, et l'enfant peut fort bien commencer son repas par le plat principal, composé, si possible, de :

- Féculents (pâtes, riz, pommes de terre, semoule, maïs, blé concassé, légumes secs, etc.), riches en glucides pour le rassasier et source d'énergie pour satisfaire les besoins musculaires et l'activité cérébrale.

– Légumes (carottes, tomates, épinards, haricots verts, champignons, etc.), surtout souhaitables en l'absence de crudités ou de potage en entrée. Votre enfant les appréciera mieux si vous les lui proposez, non pas à la place, mais avec des féculents.
– Un petit morceau de viande ou de poisson, ou encore un œuf ou du fromage (râpé ou non).
– Une matière grasse bien choisie : le plus souvent, huile de colza ou d'olive (en moyenne, une ou deux cuillères à café par repas) ; quelquefois, du beurre ou de la crème.

• Le produit laitier n'est pas indispensable à chaque repas si l'enfant en prend par ailleurs (petit déjeuner ou collations) : l'important est qu'il en consomme deux (ou trois) dans la journée. Il est souhaitable qu'il prenne plus souvent des yaourts, des petits suisses ou du fromage blanc que des crèmes dessert.
• Évitez les fromages prétendus « pour enfants » (Kiri, Petit Louis, etc.) : pauvres en calcium (voir tableau pages 215 et 216), trop riches en graisses et en sel, ils ressemblent plus à de la crème fraîche salée qu'à un vrai fromage. Pourquoi ne pas lui proposer plutôt un fromage « classique » ?
• Pour le dessert, proposez-lui un fruit ou une compote, mais sans forcer son appétit. Ne lui imposez pas de prendre un fruit entier ; pour un enfant jeune, une demi-pomme peut suffire. Votre enfant peut également choisir de ne pas prendre de dessert ou, à l'inverse, déguster une pâtisserie une ou deux fois par semaine.
• Laissez-le manger du pain à sa faim, surtout quand le repas ne comporte pas de féculent. Après 4 ans, privilégiez le pain

Enfants hyperactifs : le sucre est-il coupable ?

Certains enfants sont hyperactifs et distraits. Ils ont du mal à se concentrer, à fixer leur attention, ce qui se traduit souvent par des comportements destructeurs et de piètres résultats scolaires. Ces enfants consomment généralement plus de boissons ou d'aliments sucrés que les autres, mais on a du mal à déterminer le sens de cette relation : sont-ils hyperactifs parce qu'ils mangent trop de sucre, ou mangent-ils plus de sucre parce que leur hyperactivité augmente leur appétit ?

On a également mis en cause la responsabilité d'un manque en graisses essentielles, ainsi qu'un excès d'additifs alimentaires (arômes artificiels, agents de conservation, etc.). Mais, là aussi, le doute subsiste.

Quoi qu'il en soit, si votre enfant souffre d'une telle « hyperactivité », il semble raisonnable de :

— réduire sa consommation de sucre, boissons sucrées et aliments sucrés, tout en le laissant manger à sa faim les autres sources de glucides : les fruits, le pain, les féculents, etc.,

— privilégier les huiles végétales, et notamment celles de colza et d'olive,

— lui proposer une alimentation plus « naturelle » : yaourts nature (qu'il sucrera lui-même avec du vrai sucre) plutôt que desserts lactés parfumés, fruits frais plutôt que compotes et autres desserts aux fruits, pain de boulangerie plutôt que pain de mie ou biscottes, cuisine familiale plutôt que plats cuisinés tout prêts, du pain et un morceau de chocolat plutôt que des biscuits, eau plutôt que sodas ou sirops, etc.

complet ou le pain de seigle, mais évitez le pain au son, trop agressif pour ses intestins.

• À table, votre enfant ne devrait boire que de l'eau ; les sodas, même light, le lait et les jus de fruits sont déconseillés : ils favorisent l'obésité lorsqu'ils remplacent l'eau à table.

• Les édulcorants risquent de perturber l'apprentissage que réalise inconsciemment l'enfant en associant le goût d'un aliment à son contenu calorique réel. Plutôt que de remplacer systématiquement le sucre par un édulcorant, il vaut mieux utiliser du vrai sucre avec modération dans ses yaourts, ses salades de fruits ou la pâtisserie.

Mon enfant est trop gros : faut-il limiter les quantités ?

C'est plus sur le choix des aliments que sur leur quantité qu'il faut agir, afin de ne pas altérer les sensations de faim et de rassasiement de l'enfant : une viande peu grasse et/ou une cuisson à la vapeur sont mieux acceptées que la limitation des cuillerées de pâtes ou des morceaux de pain.

• Évitez les grignotages à longueur de journée : chips, biscuits salés, bonbons, chocolat, biscuits sucrés, etc. Ils présentent trois inconvénients :

– ils font prendre du poids ;
– ils surchargent l'organisme en sel, graisses saturées et sucres rapides, ce qui est néfaste à long terme pour sa santé ;
– ils réduisent l'appétit à l'heure des « vrais repas », et donc privent l'organisme des aliments les plus intéressants.

➤ *Le cas particulier de l'adolescent(e)*

Les besoins de l'adolescent(e) sont proches de ceux de l'adulte ; les mêmes recommandations s'appliquent donc, si ce n'est que les parts seront souvent plus copieuses en raison de la croissance.

Il convient d'être plus particulièrement attentif au calcium et au fer.

- En raison de la croissance osseuse, les besoins en calcium augmentent : donnez-lui 3 (voire 4) produits laitiers par jour ; et s'il ne les apprécie pas, demandez à son médecin si des comprimés de calcium ne seraient pas utiles (voir page 137).
- Par ailleurs, les pertes en fer liées aux règles sont source d'anémie, surtout si votre fille a des tendances végétariennes ; là aussi, une supplémentation est parfois nécessaire (voir page 137).

Vous êtes enceinte

Si vous êtes enceinte ou si vous allaitez, vous devez bien manger non seulement pour votre propre santé, mais aussi pour la croissance de votre bébé. Les conseils proposés tout au long de ce livre seront donc doublement utiles, notamment ceux concernant les oméga 3.

Enceinte ou après bébé : n'oubliez pas les oméga 3

Les acides gras essentiels oméga 3 interviennent dans :
— Le développement du cerveau de bébé.
— La durée de la grossesse : les acides gras oméga 3 l'allongent de quelques jours et réduisent le risque de naissance prématurée.
— La régulation de votre tension artérielle ; cela vous concerne surtout si vous souffrez d'hypertension artérielle avant et/ou pendant votre grossesse.
Par ailleurs, les oméga 3 interviennent sur vos propres neurones : une carence augmente, semble-t-il, le risque de déprime après la naissance.
Les acides gras oméga 3 se trouvent essentiellement dans :
— Les huiles de colza, de noix et de soja : l'huile de colza est l'huile la plus équilibrée pour la croissance du fœtus.
— Les poissons, notamment les poissons gras (voir page 205).
— Les noix.

Vous avez près de 70 ans

Les risques de cancer, de maladies cardio-vasculaires et d'altération intellectuelle augmentent avec l'âge. Les conseils proposés tout au long de ce livre restent donc d'actualité, voire plus encore, mais il faut aussi prendre en compte les risques de dénutrition et les modifications dans la perception des saveurs, fréquents après 70 ans.

Le poids idéal après 70 ans

L'idéal après 70 ans est sans doute de conserver son poids si l'on a un surpoids modéré, de prendre éventuellement 2-3 kilos si l'on était, plus jeune, maigre ou de poids normal et, parfois, de perdre doucement du poids lorsqu'on est touché par l'obésité.

➤ *Attention à ne pas manger trop peu*

Une alimentation trop pauvre en éléments nutritifs est le principal danger nutritionnel après 70 ans. De nombreux facteurs y concourent. Certains sont liés à l'environnement (diminution des ressources financières, solitude, dépression, difficultés pour faire les courses ou préparer les repas, conseils diététiques inappropriés). D'autres proviennent d'altérations corporelles : mauvaise denture, diminution du goût, perte de l'appétit provoquée par les médicaments.

Malgré ces aléas, il est primordial de manger suffisamment.

- À cet âge, la viande et le poisson constituent les meilleures sources de protéines pour assurer la vitalité de vos muscles et de vos organes : ne vous en privez pas et mangez-en une ou deux fois par jour. Les produits laitiers sont également riches en protéines et, de plus, en calcium, utile contre l'ostéoporose.
- Autres aliments à privilégier : les fruits et les légumes, qui luttent contre l'ostéoporose et jouent un rôle primordial dans la prévention de nombreuses maladies (voir page 37).

– Dernier « must » : l'huile de colza et les poissons gras (voir page 205), dont les oméga 3 sont encore plus importants pour vos artères et votre cerveau qu'à un âge plus jeune.

Vous aurez intérêt à manger des féculents au dîner : d'abord ils vous permettront de vous endormir plus facilement. Ensuite et surtout, la prise de glucides lents quelques heures avant le coucher préserve les muscles et les organes chez les seniors, et ce d'autant que le déjeuner comportera, pour sa part, une belle part de viande ou de poisson. En effet, les protéines de l'organisme sont en perpétuel remaniement grâce à un cycle fabrication-destruction ; or ce cycle penche trop en faveur de la destruction lorsque l'âge avance, d'où baisse du tonus et fragilité accrue. Or les protéines de la viande ou du poisson consommés au déjeuner facilitent la construction des protéines de l'organisme au moment, l'après-midi, où celle-ci est la plus efficace ; à l'opposé, les sucres lents des féculents pris au dîner réduisent la destruction des protéines de l'organisme au moment, le soir, où celle-ci est la plus élevée.

Ne pas oublier l'exercice physique

L'exercice physique maintient les muscles et les os en bon état ; sans forcément enfiler un short et des chaussures de sport, poursuivez ou intensifiez vos activités quotidiennes, notamment la marche.

➤ *Adaptez vos repas à vos goûts*

Après 70 ans, il est fréquent que l'attirance pour le sucré augmente, tandis que la perception des autres saveurs apparaît plus fade qu'auparavant. Il faut savoir alors composer des repas et/ou des collations sucrées à haute valeur nutritionnelle grâce à trois familles d'aliments :

- Le lait, les produits laitiers et les desserts lactés, pour les protéines et le calcium.
- Les fruits et les compotes, pour leurs éléments protecteurs.
- Les tartines (miel, confiture, etc.) et les biscuits, pour leur énergie.

Pour rendre plus savoureux salades de fruits et yaourts, n'hésitez pas à les agrémenter de sucre, miel liquide (acacia, sapin, etc.) ou confiture.

Vous avez trop de cholestérol

Molécule de la famille des lipides, le cholestérol est présent dans plusieurs aliments d'origine animale ainsi que dans notre sang et nos cellules Dans l'organisme, il joue un rôle fondamental : il est indispensable à l'équilibre et au fonctionnement des membranes qui entourent les cellules. Il est aussi à l'origine de la synthèse de nombreuses hormones, dont les hormones sexuelles.

Le cholestérol de notre organisme a deux origines :

- notre alimentation,
- la synthèse par nos propres cellules (toutes les cellules en sont capables).

Le cholestérol est indispensable à la vie et nous en avons tous dans le sang. Cependant, lorsque le niveau de cholestérol dans le sang est trop élevé, les risques d'athérosclérose et de crise cardiaque augmentent. Ce phénomène est le plus souvent héréditaire, mais il est également favorisé par une nourriture trop riche en graisses animales, un excès de cholestérol alimentaire, un excès de poids ou un manque d'exercice.

➤ *Avez-vous vraiment trop de cholestérol ?*

Il existe dans le sang deux cholestérols bien différents l'un de l'autre, d'une part le cholestérol HDL, de l'autre le cholestérol LDL.

- Le premier, le HDL, est aussi appelé « bon cholestérol », car il protège les artères.
- À l'inverse, on dénomme le second, le LDL, « mauvais cholestérol », car il accélère l'athérosclérose lorsqu'on en a trop.

Toute élévation du cholestérol sanguin n'est pas nocive : si c'est le cholestérol HDL, cela n'entraîne pas d'athérosclérose mais tend au contraire à la prévenir, comme si le HDL participait au nettoyage des artères.

La plupart des prises de sang se contentent d'analyser le cholestérol « total », qui recouvre sans les différencier le LDL (le mauvais) et le HDL (le bon). Pour évaluer vos risques, il est important que votre médecin ne s'en contente pas, mais vous demande aussi le dosage du cholestérol HDL, sinon, votre analyse ne sera pas vraiment informative.

• Ainsi, un cholestérol total élevé peut correspondre à deux situations totalement différentes : si c'est le cholestérol LDL qui est augmenté, votre risque augmente ; mais si c'est le cholestérol HDL, vous êtes au contraire bien protégé.

• À l'inverse, un cholestérol total bas peut être faussement rassurant : si c'est le cholestérol HDL, le bon, qui est abaissé, votre risque cardiaque est plus élevé.

Il est donc indispensable d'évaluer conjointement le cholestérol HDL et le cholestérol total (ou encore le cholestérol HDL et le LDL). À partir de ces deux mesures, il est possible d'effectuer un rapport entre les deux valeurs, rapport qui seul pourra évaluer si *votre* cholestérol sanguin vous protège ou vous nuit.

Les chercheurs ont ainsi défini des niveaux de risque bien utiles pour se situer (voir tableau ci-dessous) :

RISQUE CARDIO-VASCULAIRE	**RAPPORT** ***CHOLESTÉROL TOTAL / CHOLESTÉROL HDL***	
	HOMMES	**FEMMES**
Très faible	Inférieur à 3,5	Inférieur à 3,1
Faible	3,5 à 4,3	3,1 à 3,6
Moyen	4,4 à 5	3,7 à 4,3
Élevé	5,1 à 6,1	4,4 à 6,2
Très élevé	Supérieur à 6,1	Supérieur à 6,2

Plus le rapport cholestérol total/cholestérol HDL est bas, plus votre risque cardio-vasculaire est faible. Mais rappelez-vous que le cholestérol ne constitue que l'un des facteurs de risque cardio-vasculaire : évaluez les autres (voir tableau page 178) et mangez de façon optimale : votre cœur et vos artères ne s'en porteront que mieux.

Si votre rapport cholestérol total/cholestérol HDL est élevé ou très élevé, il vous faudra particulièrement être attentif à :

- faire baisser le cholestérol LDL (le « mauvais ») en mangeant mieux et, si besoin, en prenant certains médicaments,

– réduire les autres facteurs de risque éventuels (voir page 177),
– choisir vos aliments de façon à protéger directement vos artères (voir page 177).

Si vous avez un risque moyen ou faible (voir tableau ci-dessus), ne négligez pas un autre facteur de risque éventuel et mangez bien : votre cœur et vos artères s'en porteront encore mieux.

➤ *Comment manger pour protéger vos artères*

Si vous avez trop de cholestérol, vous avez plus de risques qu'un autre de faire un infarctus du myocarde (la « crise cardiaque »). Bien manger vous aidera cependant à vous en préserver.

Pour commencer, oubliez... votre cholestérol (voir encadré page 176). En privilégiant les huiles de colza et d'olive ainsi que les poissons gras (voir page 205), en mangeant plus souvent des fruits et des légumes (voir page 37), en préférant les glucides lents aux sucres rapides (voir page 63), vous réduirez considérablement vos risques cardiaques même si votre cholestérol ne bouge pas. Ceci a été bien démontré par une étude scientifique célèbre réalisée à Lyon.

➤ *Comment faire baisser votre cholestérol*

Sans oblier d'améliorer globalement votre alimentation (voir plus haut), vous pouvez réduire encore vos risques cardiaques par le choix de certains aliments qui font baisser le cholestérol sanguin. Dans ce cadre, il est souhaitable de réduire les graisses d'origine animale par les choix suivants :

L'étude de Lyon : une démonstration du rôle majeur de l'alimentation dans la protection cardio-vasculaire

Sous la direction des docteurs Serge Renaud et Michel de Lorgeril, une équipe lyonnaise de cardiologie a comparé deux régimes destinés à prévenir les récidives d'infarctus chez des individus ayant déjà souffert dans les mois précédents d'un premier infarctus du myocarde. Le premier régime avait comme seul objectif de faire baisser le cholestérol (régime hypocholestérolémiant classique). Le second était plus global, et notamment, il était riche en fruits, en légumes et en acides gras oméga 3 (voir page 46).

Un an après le début de l'étude, on notait déjà deux tiers de décès en moins dans le groupe soumis au régime global par rapport au groupe suivant le régime destiné uniquement à faire baisser le cholestérol. Toutes les complications cardio-vasculaires étaient en recul.

— 0 infarctus pour le régime global contre 2 pour le régime hypocholestérolémiant ;
— 4 personnes continuant à souffrir d'une angine de poitrine contre 21 ;
— 2 insuffisances cardiaques contre 8 ;
— 0 accident vasculaire cérébral contre 3 ;
— 0 embolie contre 3.

Au bout de deux ans, les décès toutes causes confondues et par maladies cardio-vasculaires parmi les patients suivant le régime global étaient respectivement 70 % et 76 % moindres que parmi ceux soumis au régime hypocholestérolémiant classique.

Au bout de quatre ans, l'aspect bénéfique du régime global se confirmait avec une réduction des décès cardiaques de 65 %, des décès toutes causes de 56 % et même des cancers de 60 %.

Or le cholestérol avait baissé de la même façon avec les deux régimes. Le régime global agit donc au-delà de la seule baisse du cholestérol, qui ne constitue en fait qu'une étape intermédiaire dans le processus qui conduit à l'infarctus ; le mode d'action d'un tel régime est plus direct, plus efficace tout en étant polymorphe : il empêche la formation des caillots qui bouchent les artères coronaires (celles qui irriguent le cœur) et provoquent l'infarctus ; il ralentit l'athérosclérose grâce aux antioxydants de certaines huiles et des légumes ; il normalise le rythme du cœur et réduit le risque de « mort subite » grâce aux oméga 3 de l'huile de colza et des poissons (voir page 205). C'est une approche globale de cet ordre que je vous propose avec ce livre.

- Une volaille ou une viande maigre plus souvent qu'une viande grasse (voir page 207).
- Une cuisine à l'huile plus souvent qu'une cuisine au beurre ou à la crème.
- De l'huile de colza ou d'olive dans vos salades plus souvent que les autres (voir page 50).
- De la margarine (voir page 114) plus souvent que du beurre sur vos tartines. Les margarines anticholestérol du genre Pro-Activ sont, à ce titre, intéressantes sur les tartines (voir page 116), mais elles ne doivent pas remplacer dans vos plats les huiles de colza ou d'olive, car ces dernières ont, jusqu'à présent, mieux prouvé leur efficacité préventive sur les accidents cardiaques.

➤ *Analysez bien vos « facteurs de risque »*

Les maladies cardio-vasculaires ne touchent pas tout un chacun de la même façon. Outre le cholestérol, divers facteurs dénommés « facteurs de risque cardio-vasculaire », en sont à l'origine ; le tableau ci-dessous vous les présente. Plus élevé sera le nombre de vos facteurs de risque et plus important leur degré, plus grande alors devra être votre vigilance quant à la qualité de votre nourriture.

Maladies cardio-vasculaires : vous risquez plus d'en être atteint si...

— Vous souffrez d'un diabète ou d'une hypertension artérielle.
— Vous êtes de sexe masculin.
— Vous avez plus de 65 ans.
— Certains membres de votre famille ont souffert de maladies cardio-vasculaires (angine de poitrine, infarctus, « attaque » cérébrale, etc.) avant l'âge de 60 ans.
— Vous avez déjà souffert d'un problème cardio-vasculaire.
— Vous fumez.
— Vous êtes trop sédentaire.
— Vous êtes trop stressé.
— Vous avez trop de « mauvais » cholestérol (voir page 173).
— Vous manquez de « bon » cholestérol (voir page 173).
— Vous avez des kilos en trop (voir page 149).
— Vous avez trop de ventre (voir page 152).

Pour utiliser à votre profit cette liste des facteurs de risque cardio-vasculaire, il vous faut d'abord bien comprendre que le terme « risque » ne signifie aucunement certitude, mais seulement augmentation de la probabilité de développer la maladie. Ainsi, avec un taux de mauvais cholestérol trop élevé (voir page 173), on double son risque, par rapport à des individus ayant un taux normal de cholestérol, d'avoir un infarctus du myocarde dans les cinq ans qui suivent, mais, fort heureusement, la probabilité de ne pas en avoir reste supérieure à celle d'en avoir.

Votre médecin traitant reste la personne la plus compétente pour faire la synthèse de *votre* risque cardio-vasculaire en fonction de ces divers facteurs. Parmi eux, trois (le diabète, l'hypertension artérielle et le cholestérol) sont accessibles à une prise en charge médicale et à l'action de médicaments, destinés à la fois à les normaliser et à contrer leurs conséquences néfastes pour votre cœur. Cependant, même, et surtout, dans ce cas, bien se nourrir constitue un impératif majeur.

À l'inverse, vous ne pourrez, ni vous ni votre médecin, rien changer à quatre facteurs de risque :
• *Le sexe masculin.* Avant la ménopause, les femmes sont en partie protégées par leurs sécrétions hormonales. Cette protection s'estompe ensuite : après 60 ans, les risques diffèrent peu entre un homme et une femme.
• *Votre âge.* C'est une évidence, mais il faut le rappeler : plus on avance en âge, plus augmente la probabilité de souffrir d'un accident cardiaque ou vasculaire.
• *Les antécédents familiaux.* Interrogez donc vos proches (père, mère et grands-parents, frères et sœurs, oncles et tantes) : si l'un ou plusieurs a pâti d'un problème cardiaque ou d'un accident vasculaire cérébral avant l'âge de 60 ans, cela pourrait être lié à certains gènes défavorables dont vous auriez pu hériter vous aussi.
• *Vos propres antécédents.* Vous vous connaissez peut-être une fragilité cardiaque ou vasculaire, que celle-ci ait été révélée par un examen de routine (électrocardiogramme, etc.) ou par un accident inaugural tel un infarctus du myocarde.

Ces quatre facteurs ne sont pas directement accessibles à un changement, mais, s'ils vous concernent, vous pouvez néanmoins prévenir leurs conséquences néfastes par votre façon de manger : leur présence n'est donc pas, bien au contraire, une raison pour baisser les bras et sombrer dans le fatalisme.

Trois autres facteurs de risque concernent, eux, votre mode de vie :

• *Le tabac.* C'est une des causes majeures de maladies cardio-vasculaires. Ainsi, aujourd'hui, les femmes sont aussi nombreuses, voire plus nombreuses, à fumer que les hommes, alors qu'elles l'étaient nettement moins il y a une trentaine d'années. Parallèlement, elles sont de plus en plus touchées par les problèmes coronaires. Vous savez donc ce qui vous reste à faire : mieux manger, certes, mais également arrêter de fumer. Un programme ambitieux, mais que mérite bien votre santé, ne pensez-vous pas ? Et si la peur de prendre du poids vous retient dans votre démarche d'éteindre votre dernière cigarette, sachez qu'il existe des solutions[1] pour rester mince à l'arrêt du tabac.

• *La sédentarité.* L'activité physique est un élément protecteur majeur pour le cœur, plus important, par exemple, que garder la ligne : l'optimal pour votre cœur serait de réaliser trois heures de sport par semaine (sans oublier de vérifier auparavant avec votre médecin l'absence de contre-indication). Autre solution tout aussi efficace, et souvent plus facile à mettre en œuvre : marcher, monter les escaliers, faire le ménage, jardiner, etc. Une heure quotidienne de ces activités simples (soit l'équivalent d'une marche de cinq kilomètres) aura un effet favorable sur le bon fonctionnement de votre cœur et de vos artères.

• *Le stress.* Il y a stress et stress. Le stress nuisible pour vos artères est essentiellement le stress subi ; c'est le cas si vous

1. Voir J. Fricker, *Le Nouveau Guide du bien maigrir, op. cit.*

avez la sensation d'être submergé par des impératifs de tout ordre, sans avoir aucun, ou presque, pouvoir de décision ou d'influence sur le cours des choses. Cela explique, entre autres raisons, que les smicards soient plus touchés que les cadres supérieurs. En revanche, si vous êtes surmené mais restez relativement maître des événements et bénéficiez d'une importante marge de manœuvre, votre cœur sera moins éprouvé. Dans tous les cas, sachez prendre de la distance par rapport à vos contraintes réelles ou supposées, et ménagez-vous des plages horaires de récupération « rien que pour vous ».

• « *At least but not last* », l'excès de poids et un ventre proéminent constituent des risques dont l'importance et la complexité rendent nécessaires plus d'explications (voir page 149).

Vous avez du diabète

On distingue deux sortes de diabètes : le diabète insulinodépendant et le diabète non insulinodépendant.

• Le diabète insulinodépendant commence le plus souvent dans le jeune âge (les médecins parlent de « diabète juvénile »), parfois même au cours de l'enfance : il est lié à la destruction des cellules du pancréas qui fabriquent l'insuline, destruction dont on ne connaît pas encore l'origine.

• Pour sa part, le diabète non insulinodépendant concerne plus souvent l'adulte d'âge mûr. Il est presque toujours provoqué par un excès de poids : c'est pour cela qu'il est appelé « diabète gras ».

Qu'il soit « juvénile » ou « gras », le diabète se caractérise par un niveau trop élevé du glucose sanguin (la glycémie de vos analyses de sang). Cet excès de glucose altère à la longue la paroi des artères, d'où un risque d'artérite ou d'infarctus du myocarde. C'est pourquoi il est essentiel de bien manger pour protéger cœur et artères contre cet excès de glucose ; cet ouvrage vous y aidera.

De plus, pour normaliser votre glycémie, vous serez particulièrement attentif à :

• Éviter les glucides digérés trop rapidement (surtout quand ils sont pris entre les repas), tels ceux des boissons sucrées, des jus de fruits, de la glace, de la purée de pommes de terre, des céréales croustillantes du petit déjeuner, des biscuits apéritifs…

• Préférer un pain à la farine peu raffinée tels le pain aux céréales, le pain complet ou le pain de seigle à celui trop blanc de la plupart des baguettes.

• Consommer une quantité appréciable de légumes au déjeuner comme au dîner.

Par ailleurs, l'activité physique vous sera d'un grand secours car, outre la protection qu'elle confère au cœur et aux artères (voir page 157), elle facilite la régulation de la glycémie.

Perdre du poids en cas de diabète gras : un réel intérêt

D'après une étude portant sur près de 5 000 diabétiques non insulinodépendants âgés de 40 à 64 ans, la perte de 10 à 15 kg abaisserait de 33 % la mortalité en cas d'excès de poids ou d'obésité préalable (voir page 149). Une perte plus importante ne conférerait pas une protection accrue.

Enfin, en cas de diabète gras, vous gagnerez à maigrir. Mais, avant toute modification de votre mode de vie, demandez conseil à votre médecin.

Bien se nourrir en famille sans se compliquer la vie

Vous souhaitez optimiser la forme et l'état de santé de chaque membre de la famille à travers son alimentation ; mais vous êtes également attaché à la convivialité de votre table et ne souhaitez pas réaliser un plat différent pour chacun. Ne vous inquiétez pas, il est assez facile d'atteindre de concert ces divers objectifs.

Cuisinez le plus souvent à l'huile de colza, quelquefois à l'huile d'olive, et plus rarement avec une autre huile, de la margarine, du beurre ou de la crème. Par ailleurs, qu'il comprenne ou non une entrée, qu'il soit sophistiqué ou très simple, chaud ou froid, prévoyez pour chaque repas chacune des trois grandes familles d'aliments :

- Une ou plusieurs sources de légumes : crudités, potage, salade verte, légumes cuits avec le plat principal.
- Une source de protéines : souvent du poisson, mais également de la volaille, de la viande, des œufs ou encore du fromage.
- Une source de glucides lents : un féculent et/ou du pain.

Chaque convive consommera ces trois familles d'aliments, mais dans des proportions variables selon son appétit. L'homme mangera sans doute plus copieusement que la femme, le sportif que le sédentaire, l'adolescent que la grand-mère. Les jeunes prendront probablement plus de féculents que de légumes, les parents peut-être plus de légumes.

En ce qui concerne le fromage, les yaourts, les fruits et/ou le dessert, chacun choisira ou non de les apprécier en fin de repas, selon son appétit.

Plaisir et convivialité : incontournables

Connaître les effets des aliments sur la santé ne doit pas occulter le plaisir et la convivialité, deux dimensions essentielles de la nourriture. Le plaisir d'abord. Acheter des produits de qualité et cuisiner de façon simple mais savoureuse : un art de vivre source de plaisir gustatif et donc… de santé. Prenons l'exemple des légumes : on ne profitera de leurs bienfaits que si l'on en consomme au quotidien, mais on n'en consommera régulièrement que s'ils sont appétissants.

La convivialité, ensuite. Ce n'est pas un hasard si de nombreux événements se passent autour d'une table : repas familiaux ou repas d'affaires, repas entre amoureux ou banquet de mariage… on se parle plus facilement, on communique mieux en partageant un plat et des saveurs. Bien manger passe aussi par la qualité du « relationnel » autour de la table.

CHAPITRE 8

Traditionnelles ou « **décalées** » *: les multiples manières d'adapter l'alimentation santé à votre quotidien*

Pour être « au top » et préserver sa santé, nul besoin de se cantonner à une seule façon de manger. Quels que soient votre mode de vie et vos goûts, vous pourrez trouver *votre* solution ; en matière d'alimentation, l'équilibre au quotidien ne passe pas par une « pensée unique » et il existe de multiples façons de bien se nourrir.

Au cours de la journée : trois repas ou des *grignotages* ?

Même si la tradition des trois repas par jour a du bon, nous sommes de plus en plus nombreux à grignoter entre les repas, voire à la place des repas. Est-ce toujours préjudiciable pour la santé ?

➤ *Vous faites trois repas par jour*

Intéressons-nous d'abord aux repas traditionnels. En choisissant bien vos aliments, il vous sera facile de protéger votre santé et d'être « au top » de votre forme, physique et intellectuelle. Mais, pour que ces repas soient aussi des moments de plaisir, ne vous imposez pas d'inutiles contraintes et soignez les détails.

S'attacher à l'ambiance

Bien manger, cela suppose aussi une table bien mise, des couverts et des assiettes agréables ; ces petites choses contribuent à valoriser le repas, à susciter l'appétit et à accroître la convivialité.

Lorsque vous êtes à table, il est préférable d'éteindre la télévision. Outre le fait qu'elle gêne le dialogue entre convives, la télévision, curieusement, modifie la perception des saveurs et conduit à manger plus. L'esprit étant accaparé par le petit écran, les papilles de la langue ont besoin de plus de sel, de plus de gras et de plus de sucré pour que les messages de plaisir gustatif parviennent au cerveau : une altération peu propice à l'équilibre et source de prise de poids.

De même, il est préférable de manger lentement, de mastiquer ses bouchées plutôt que d'avaler tout rond. Cela permet :

- de mieux digérer son repas,
- de laisser le temps aux mécanismes de rassasiement de se mettre en place (on a tendance à trop manger lorsqu'on mange vite),
- de mieux apprécier les saveurs des plats.

Choisir et varier ses heures de repas

Il n'est pas nécessaire de manger à heures fixes, ni au déjeuner ni au dîner. Adaptez l'heure de vos repas à votre emploi du temps, à votre faim, à vos contraintes et à votre goût, et non le contraire, ce sera tellement plus agréable.

LE DÉJEUNER

En fonction de votre emploi du temps, de votre travail, de vos obligations familiales, vous pourrez déjeuner aussi bien en fin de matinée que vers 12 h 30-13 h, qu'en début d'après-midi vers 14 h-15 h. N'hésitez pas à varier les horaires d'un jour à l'autre, lorsque cela vous arrange.

On peut également diviser son déjeuner en deux, sans que cela nuise à la santé : par exemple, une salade composée à 13 heures puis un fruit une heure après. C'est pratique en cas de journée continue, pour certaines professions comme les dentistes ou les médecins, qui ne disposent que de 5-10 minutes, mais de façon répétée, entre 12 h et 15 h.

Le choix du lieu est également à votre guise. Les « repas sur le pouce » (voir page 194) sont tellement simples que vous pourrez déjeuner sur le coin de votre bureau, dans votre canapé, dans un jardin public voire dans la rue en faisant des courses. Ne soyez pas prisonnier de l'image du repas traditionnel, assis à table. Ce type de déjeuner a fait les preuves de ses bienfaits, mais ne convient pas toujours à la vie moderne.

LE DÎNER

Si certains soirs vous rentrez tôt de votre travail, si vous souhaitez dîner vers 19 h, mettez-vous à table et profitez ensuite d'une longue soirée pour lire, regarder la télévision ou vous promener. Inversement, lorsque vous êtes amené à dîner tard, après 22 h, soyez sans crainte, votre repas ne vous empêchera pas de dormir, du moins s'il n'est pas trop gras (voir page 16).

➤ *Vous aimez grignoter*

Quelle qu'en soit la raison (stress, ennui, gourmandise, etc.), on a parfois envie de manger entre les repas. Lorsque ces grignotages se répètent, on risque de déséquilibrer son alimentation :

– soit on conserve des repas copieux, et on risque de grossir,
– soit on mange peu aux repas, et on risque de manquer d'éléments protecteurs pour la santé comme les vitamines.

Pourtant, des solutions simples existent pour grignoter tout en restant mince et en bonne santé.

Si votre envie est liée au stress ou à l'ennui, une boisson agréable pourra suffire à la satisfaire. Vous apprécierez sans doute :

– votre eau pétillante préférée,
– une eau aromatisée à la menthe, au citron ou à l'orange, (Badoit, Volvic, Perrier, Salvetat),
– un jus de tomate, ou un citron pressé,
– ou encore un café, du thé ou une tisane.

Quelle que soit la boisson, pensez aussi à vous détendre : prenez votre temps, asseyez-vous confortablement et savourez ces quelques instants bien à vous.

Attention aux sucres rapides

Paradoxalement, la consommation d'une boisson sucrée ou d'aliments riches en glucides rapides (boissons sucrées, sucreries, pain blanc, certaines céréales — voir pages 63 et 121) risquerait de déclencher une nouvelle fringale. En effet, les sucres rapides procurent de l'énergie au corps pour un bref instant, mais, en retour, elles déclenchent une brusque sécrétion d'insuline avec apparition d'un « coup de pompe » une heure après. Il en résulte un cercle vicieux : j'ai une fringale, je bois sucré, j'ai une nouvelle fringale, je bois sucré... et je grossis.

Une bonne solution consiste aussi à croquer des petits légumes : tomates cerise, savoureuses et pratiques, radis, cornichons, dés de légumes à préparer vous-même ou à acheter tout prêts (concombre, chou-fleur, etc.).

« Craquez » pour les légumes

Un bon conseil pour apprécier ces légumes : sortez-les du réfrigérateur au moins deux heures avant de les consommer, afin qu'ils soient plus savoureux. Pour ne pas « être à court » lors de votre retour à domicile, sortez-les dès le matin avant de partir travailler, placez-les en évidence dans le salon ou dans la cuisine, afin de pouvoir y piocher dès votre retour.

Si vous avez faim, par exemple après avoir « sauté » un repas, vous aurez besoin de manger plus. Une première solution pour vous caler sans vous surcharger serait de prendre un fruit et/ou un yaourt, ou encore un œuf dur ou une tranche de jambon avec des petits légumes.

Des solutions « coupe-faim » légères, simples et pleines de santé

Avec un laitage et un fruit

— Du fromage blanc et des framboises ou un kiwi
— Un yaourt à la fraise et une pomme
— Un yaourt nature et des clémentines
— Un verre de lait et une banane

Avec des légumes

— Des tomates cerise et un œuf dur
— Des cornichons et du jambon de Paris
— Des radis et un blanc de poulet froid
— Du chou-fleur cru et du fromage blanc parfumé à la ciboulette ou aux fines herbes

Lorsque vous avez envie d'un aliment plus consistant (biscuits, chocolat, saucisson, fromage), équilibrez-le avec un aliment complémentaire, plus léger : par exemple une tranche de pain aux céréales avec le fromage ; quelques tomates cerise avec le saucisson ; une pomme ou du pain avec le chocolat ; un yaourt avec les biscuits. Ainsi composées, riches en fibres et/ou en protéines, ces collations seront plus équilibrées au plus grand bénéfice de votre santé.

Le matin : petit déjeuner de roi ou *pas de petit déjeuner* ?

Bien choisir ses aliments le matin est important, mais imposer un petit déjeuner copieux à tous relève plus d'un mythe ou d'une mode que d'une réalité scientifique. Amplifiée par les campagnes de publicité pour aliments ou boissons du petit déjeuner, cette mode répond-elle vraiment à vos besoins ?

➤ *Si vous aimez petit déjeuner*

Le petit déjeuner constitue un moment de détente, de plaisir et de convivialité en famille, pour démarrer la journée de bonne humeur ; il est aussi possible d'en faire bénéficier votre cerveau et votre santé.

Le petit déjeuner « santé » en un coup d'œil		
Ce dont votre corps bénéficiera	**Pourquoi**	**Dans quels aliments les trouver**
Des boissons	Vous réhydrater après la nuit.	De l'eau Du thé, du café, du lait.
Glucides lents Protéines végétales	Optimiser vos performances intellectuelles. Nourrir vos muscles. Vous tenir au corps jusqu'à l'heure du déjeuner.	Les pains* aux céréales ou de seigle, les baguettes au levain, etc. Les flocons d'avoine*.
Protéines Calcium	Construire et réparer vos cellules après le jeûne de la nuit.	Les produits laitiers.
Vitamines, minéraux et polyphénols	Renforcer et protéger votre corps.	Les fruits frais*.

* Le pain blanc (voir page 63), les céréales croustillantes (voir page 121) et les jus de fruits sont moins bénéfiques.

Une approche rigoriste de la diétetique considère qu'un petit déjeuner complet devrait associer à la fois une boisson, du pain ou des céréales, du lait ou un produit laitier, un fruit. En fait, il n'est pas indispensable de prendre un petit déjeuner aussi copieux ; choisissez parmi ces aliments ceux qui vous plaisent le matin. Par exemple : un café au lait et des

Un petit déjeuner très copieux pour tous ? Irréaliste et non souhaitable

Mangez à votre faim, mais ne vous forcez pas à beaucoup manger. Certes, certaines campagnes médiatiques préconisent un petit déjeuner qui représente 25 % des calories de la journée. Venues des États-Unis, de telles campagnes y ont sans doute un intérêt, car cette attitude conduirait les Américains à réduire la part des grignotages au profit des trois repas quotidiens, et donc à mieux structurer leur prise de nourriture sur la journée.

En France, cette recommandation est à la fois irréaliste et excessive. Irréaliste, car manger autant au petit matin ne pourrait que dégoûter encore plus du petit déjeuner ceux qui n'ont pas l'habitude d'en prendre. Excessive car, en mangeant au-delà de sa faim le matin, on risquerait alors de trop manger sur la journée et de perturber les mécanismes de contrôle de l'appétit et du poids ; c'est ce qu'a confirmé en l'an 2000 une étude scientifique réalisée par l'équipe de nutrition de Lyon. Comme souvent en nutrition, le message publicitaire extrapole exagérément une réalité biologique. On a certes intérêt à manger à sa faim le matin : cela réduit les risques de fringales, d'obésité, et favorise le tonus musculaire. Mais le matin ne signifie pas forcément au petit déjeuner, ce peut aussi être dans la matinée ; et à sa faim ne signifie pas au-delà de sa faim.

tartines avec beurre, miel et confiture ; ou une salade de fruits et des yaourts, avec du thé ; ou un bol de flocons d'avoine ou de muesli avec des fraises, etc. L'important pour votre santé est de manger dans la journée deux fruits (et si possible plus) et deux laitages, mais peu importe que ce soit au petit déjeuner, à un autre repas ou entre les repas.

➤ *Si vous ne voulez pas petit déjeuner*

Contrairement à une idée bien ancrée, on n'a pas besoin de manger dès le saut du lit. Lorsqu'on se réveille à 5 heures du matin pour partir travailler une demi-heure plus tard, il est normal que l'on n'ait ni le temps ni l'envie de manger avant de partir. Lorsqu'il faut préparer toute sa petite famille, habiller les enfants puis les faire manger avant de les emmener à l'école, il n'est pas facile non plus de trouver le temps de petit déjeuner. Enfin, certains préfèrent profiter d'un quart d'heure supplémentaire dans leur lit puis partir le ventre vide plutôt que prendre, sans plaisir, leur petit déjeuner.

Si vous n'avez pas faim au réveil, ne forcez pas votre nature. L'important est de manger à sa faim dans les trois ou quatre heures qui suivent le lever, mais cela peut être aussi bien chez soi que pendant un déplacement ou encore sur son lieu de travail. Emportez du pain avec du fromage ou du chocolat, ou encore un yaourt et une banane ; appréciez-les en milieu de matinée tout en prenant un thé ou un café au bistro du coin ou au bureau.

À midi : restaurant d'entreprise ou *casse-croûte* ?

Sur son lieu de travail, le restaurant d'entreprise permet de partager un repas entre collègues. Parfois, on préfère gagner du temps et manger un casse-croûte sur le coin de son bureau ou de son atelier.

➤ *Au restaurant d'entreprise*

Les Français sont de plus en plus nombreux à prendre leur déjeuner au restaurant d'entreprise. Si vous y mangez régulièrement, soignez vos menus.

• Prenez le plus souvent une crudité en entrée, puis un plat de viande ou de poisson avec des légumes et/ou un féculent.

• Évitez la succession de plats trop gras ; lorsque la viande ou le poisson, les légumes ou les féculents baignent dans le beurre ou la sauce, évitez la vinaigrette sur les crudités.

• Quant au produit laitier, au fruit et au pain, appréciez-les si vous avez suffisamment faim ; sinon, ne vous surchargez pas en les mangeant sans faim, mais gardez-les plutôt pour une petite pause dans l'après-midi.

➤ *Casse-croûte et repas sur le pouce*

Une première solution : acheter un sandwich ou le préparer vous-même. Pour concilier rapidité et santé, il serait souhaitable de prendre du pain aux céréales ou du pain de seigle avec une garniture (jambon, fromage, viande froide, saumon fumé, thon, œuf dur, etc.) qui comprenne aussi quelques feuilles de salade verte ou des rondelles de tomate (comme dans le pan-bagnat). Selon vos goûts, tartinez le pain avec du beurre, de la mayonnaise, voire, encore mieux, du fromage blanc.

On peut également se faire livrer une salade composée, simple et pleine de saveurs, ou la confectionner chez soi puis l'emporter dans une boîte hermétique. Enfin, les amateurs de fruits apprécieront parfois de composer un repas simple avec, par exemple, une banane, des abricots ou une pomme et quelques yaourts.

Quelques idées pour vos repas sur le pouce

— Exemple 1 : deux ou trois œufs durs, quatre tomates à la croque et du pain aux céréales.
— Exemple 2 : du saumon fumé en salade avec une scarole, du riz et des champignons de Paris au citron.
— Exemple 3 : du maquereau au vin blanc avec une salade de laitue, de tomates et de pâtes, le tout agrémenté d'une sauce au vinaigre balsamique.
— Exemple 4 : un beau blanc de poulet avec de la moutarde à l'ancienne, du pain de seigle et une salade d'endives avec tomate et radis, accompagnés d'une sauce au Tabasco.
— Exemple 5 : une salade composée avec du surimi, des concombres à la ciboulette, de la salade verte et du maïs.
— Exemple 6 : du jambon cru ou cuit, du pain de seigle et un méli-mélo de légumes à la croque (concombre, tomates, bouquet de chou-fleur, radis, champignons de Paris).
— Exemple 7 : une salade composée avec du thon au naturel, des pommes de terre, du concombre, des tomates et de la salade verte assaisonnée d'une vinaigrette au basilic.

Dans l'après-midi : goûter ou apéritif ?

Lorsqu'on n'a pas faim dans l'après-midi, il est préférable de ne rien manger. Dans le cas inverse, le goûter sera à la fois agréable et bénéfique, notamment lorsqu'il est raisonnablement composé. Mais peut-être préférerez-vous le moment de l'apéritif.

➤ *Envie de goûter ?*

À l'heure du goûter, la présence d'un fruit ou d'un yaourt sera un « plus » pour votre santé. N'hésitez pas pour autant à redécouvrir vos classiques : du pain et du chocolat, des biscuits secs, des tartines beurrées avec de la confiture ou du miel, du thé ou un café léger. Les biscuits au chocolat, allégés ou non, et surtout les viennoiseries (pain au chocolat, croissant, etc.) sont plus gras, mais pourquoi ne pas vous faire plaisir de temps en temps si vous les appréciez ?

➤ *Envie d'un apéritif*

Si vous aimez ce moment de convivialité, n'hésitez pas à satisfaire à ses rites. Choisissez plutôt une boisson non sucrée, comme un jus de tomate, une eau gazeuse (Badoit, Perrier, Salvetat, etc.), ou encore une boisson alcoolisée avec modération (voir page 105) : une coupe de champagne pour les grands jours, un verre de vin, un pastis ou un whisky.

Concernant les sodas sucrés, la bière, les vins cuits comme le porto ou les cocktails associant boissons sucrées et alcoolisées, modérez-en la consommation à une ou deux occasions par semaine : ces boissons augmentent assez fortement l'insuline dans le sang, ce qui n'est pas souhaitable, notamment en cas d'excès de poids ou de diabète (voir pages 149 et 181).

Si vous avez une petite faim, l'idéal serait de déguster des petits légumes frais : tomates cerise, radis, morceaux de chou-fleur, de concombre, etc.

Pour mieux apprécier leur craquant, accompagnez-les de fromage blanc à parfumer au citron, aux épices ou aux herbes fraîches (menthe, ciboulette et citron, menthe et basilic, etc.). Optez également pour les morceaux de légumes préparés au piment ou dans du vinaigre (type « pickles » anglais), ou encore pour les cornichons.

Si vous êtes un peu gros, appréciez avec plus de modération les amuse-gueules gras et salés comme :

- *Les olives* noires ou vertes.
- *Les fruits secs* : cacahuètes, noisettes, noix de cajou, pistaches.
- *Les biscuits salés et les chips.*
- *Les petites saucisses et Apéricubes de fromage.*
- *Le tarama* ou les préparations à base d'avocat.

Même si certains sont riches en « bonnes » graisses pour le cœur (c'est le cas des olives, des fruits secs et de l'avocat), tous sont trop salés. Or « le sel appelle le sel » et, lorsqu'on commence à en manger un, on a du mal à ne pas en grappiller un deuxième, puis un troisième, etc. De plus, on les propose à un moment très « social », l'apéritif, ce qui conduit à manger de façon « automatique », sans faim. Pour ces raisons, en consommer trop souvent favorise prise de poids et hypertension artérielle.

Le soir : repas traditionnel ou *plat unique* ?

L'équilibre alimentaire passe-t-il obligatoirement par un repas traditionnel ? Inversement, le plat unique conduit-il toujours à un déséquilibre ?

➤ *Vive les repas traditionnels !*

Une entrée, un plat principal, du fromage ou un yaourt puis un dessert : les repas traditionnels paraissent les plus aptes à répondre à l'ensemble des besoins de l'organisme. C'est vrai, mais encore faut-il en soigner la composition si on souhaite les rendre bénéfiques pour la santé. Par ailleurs, les repas traditionnels sont parfois trop riches pour en faire son quotidien au déjeuner *et* au dîner ; lorsqu'on mène une vie très sédentaire, les besoins en énergie diminuent et l'on risque de prendre du poids avec deux repas traditionnels par jour : il est souhaitable de manger selon son appétit, mais pas au-delà. Lorsqu'on n'a pas très faim, le plat unique est souvent préférable.

Ce que signifie « manger selon son appétit »

Cela ne signifie pas se « gaver », mais plutôt s'en remettre à ses sensations de faim et de satiété. C'est ainsi que vous aurez le plus de chances de vous sentir bien dans votre corps. Écoutez-le, faites confiance à vos sensations. Si certains jours votre appétit est grand, mangez plus ; d'autres, si vous avez peu faim, mangez moins : votre corps contrôle la situation.

➤ *Vive le plat unique !*

Lorsqu'on manque de temps ou d'appétit ou tout simplement lorsqu'on aime ça, on appréciera de limiter son repas à un plat unique, suivi ou non d'un yaourt ou d'un fruit.

Pour rendre optimal ce plat unique, il est souhaitable de le centrer autour d'un féculent (ou du pain), source d'énergie, et de légumes, riches en éléments protecteurs. Ce plat comportera aussi une source de protéines (de la viande, du poisson ou encore des œufs, du fromage râpé) et de l'huile de colza ou d'olive (plus rarement, de la crème ou du beurre).

La formule « plat unique »

Dans chacune des quatre familles d'aliments (féculents ; légumes ; viande, volaille ou poisson ; huile, beurre ou crème), on choisira en fonction de la recette, de ses goûts, mais aussi de certains aspects « santé » :

— les légumes : indispensables,

— du pain ou des féculents : les légumes secs et « le meilleur » des pâtes, du riz et des pommes de terre ; plus rarement, frites ou en purée,

— les viandes, volailles et poissons : du poisson au moins deux fois par semaine (et si possible quatre) ; les autres jours, volaille ou viande ou encore œufs ou fromage,

— les matières grasses : de l'huile de colza surtout, mais également de l'huile d'olive ; plus rarement, les autres huiles, la crème ou le beurre.

Plat chaud ou froid ? Traditionnel ou original ? Plat en sauce ou grande salade composée ? À chacun de choisir. On peut aussi composer un plat unique en étoffant une entrée (voir page 203). Ajoutez autant d'épices, d'herbes et d'aromates que vous le souhaitez.

Si vous aimez manger copieusement le soir… continuez

Sous prétexte que l'on bouge plus la journée que la nuit, vous pensez peut-être qu'il vaudrait mieux manger copieusement le matin et à midi, mais très légèrement le soir. Ce raisonnement ne prend pas en compte une donnée importante : la durée du jeûne — c'est-à-dire le temps passé sans manger — est plus longue entre le dîner et le petit déjeuner du lendemain, qu'entre le déjeuner et le dîner d'une même journée. Or la nuit, même si l'on ne bouge pas, l'organisme brûle des calories pour assurer les fonctions essentielles du corps : le cœur bat, les poumons respirent, le sang circule, le foie fonctionne, le cerveau rêve. Nous brûlons finalement plus de calories entre la fin du dîner et le début du petit déjeuner, qu'entre le déjeuner et le dîner. Le repas du soir sera donc aussi bien digéré et utilisé par l'organisme que celui de midi.

De nos jours, on consacre généralement peu de temps au déjeuner — en raison de son activité professionnelle — alors qu'on accorde plus d'importance au dîner, en famille ou en couple : le dîner est un moment privilégié de détente, de plaisir et de partage avec ses proches.

De plus, bien dîner améliore généralement la qualité du sommeil (voir page 16). Enfin, après 60 ans, les muscles gardent mieux leur tonus lorsqu'on mange des féculents le soir (voir page 171).

Pour toutes ces raisons, je vous conseille non pas de manger systématiquement plus le soir qu'à midi, mais de privilégier l'un ou l'autre selon vos envies et votre mode de vie.

En guise d'entrée : crudités ou *saucisson* ?

Que ce soit sous la forme d'une assiette de crudités ou d'un bol de potage, les légumes constituent l'entrée la plus saine. Mais, lorsqu'on souhaite varier, il est facile de bien faire en dégustant une quiche, du saumon fumé, du foie gras ou… du saucisson.

➤ *Crudités ou potage de légumes*

Les crudités se consomment :

- soit « à la croque au sel » (tomate ou radis),
- soit en salade, avec, selon la recette de vinaigrette, de l'huile, du vinaigre, du citron, de la sauce soja, des herbes, de la moutarde, etc. On peut aussi l'agrémenter avec du fromage comme le parmesan ou la féta, des lamelles de jambon ou de saumon fumé, de l'avocat, du foie gras ou des gésiers. Il est souhaitable néanmoins que les légumes (salade verte, tomates, champignons, etc.) restent la base, et non la portion congrue, d'une telle salade.

Si vous aimez les avocats…

Alors ne vous en privez pas. L'avocat peut ajouter une note bien savoureuse à vos repas : réalisation d'une sauce pour accompagner les légumes crus (en mixant un avocat avec un demi-yaourt et un jus de citron), d'un guacamole, en accompagnement de vos salades en entrée… Bien moelleux, l'avocat est riche en lipides et donc en calories ; si vous avez des problèmes de poids et que vous souhaitez des repères, sachez qu'un demi-avocat est aussi riche qu'une cuillère à soupe d'huile.

Une autre façon de manger des légumes en entrée consiste à prendre un potage. Tous les potages de légumes sont riches en minéraux et vitamines mais les potages non mixés, avec des morceaux calment mieux l'appétit : cela vous aidera si vous avez tendance à prendre du poids.

En été, pensez aux potages glacés, au gaspacho, à la soupe de concombre, etc.

Les potages « maison » sont souvent plus savoureux, mais les potages du commerce sont eux aussi riches en vitamines et minéraux. Les potages en sachet ou en brique ont l'inconvénient d'être généralement trop salés, plus que les potages surgelés.

➤ *Saumon, quiche ou saucisson*

Même lorsqu'on apprécie beaucoup la salade, les crudités ou le potage, on a parfois envie de varier. Certaines entrées sont riches en protéines, comme la viande froide, les charcuteries, un œuf dur, le saumon fumé, les huîtres, le thon ou les sardines en boîte. D'autres sont riches en graisses : quiche, friand, beignets, foie gras et la plupart des charcuteries, les fromages comme la mozzarella, etc. Même lorsqu'on en consomme souvent, il est possible de les mettre au service de sa santé.

Quiche, friands, saumon, charcuteries, etc. : comment les mettre au service de votre santé

— Accompagnez-les de quelques feuilles de salade verte, de rondelles de tomate ou d'un autre légume : les tomates à la mozzarella sont un grand classique, mais pensez aussi à apprécier votre pâté avec quelques feuilles de laitue ou encore votre part de quiche lorraine avec une salade frisée. En plus sophistiqué, vous avez également le foie gras et ses pointes d'asperge verte. Autre façon de faire, incorporer des légumes à votre préparation : la quiche aux poireaux ou aux champignons, ou encore la tarte à l'oignon en fournissent de beaux exemples.

— Optez souvent pour du poisson : saumon fumé, thon ou sardines en conserve, maquereau au vin blanc, roll mops, harengs de la Baltique, etc. Riches en graisses oméga 3 (voir page 46), ces poissons occupent une place de choix dans une alimentation santé.

— N'en faites pas votre quotidien, mais réservez-les à deux ou trois repas par semaine.

— Prévoyez des mets plutôt légers pour la suite de votre repas : volaille ou poisson et légumes, dessert à base de fruits.

— Lorsque vous n'avez pas très faim, une telle entrée sera suffisante pour constituer l'essentiel de votre repas. Pour plus d'équilibre, mangez-la avec du pain de seigle ou du pain aux céréales, agrémentez-la d'une belle salade et terminez votre repas par un yaourt et/ou un fruit.

Plat principal : poisson blanc ou *viande en sauce* ?

Manger du poisson est important pour sa santé. Mais manger du poisson ne signifie ni se cantonner aux poissons blancs ni ne jamais manger de viande en sauce.

➤ *Si vous êtes « poisson blanc »*

Parés de toutes les vertus diététiques, minceur et santé, les poissons blancs sont le plus souvent des poissons maigres, ou peu gras. En réalité, ce ne sont pas les plus intéressants pour la santé, puisque les poissons plus gras sont riches en oméga 3 et que ceux-ci ont la particularité de rendre l'organisme plus fort. Aussi, profitez également des poissons naturellement gras (voir tableau page 205).

N'oubliez pas les poissons en conserve (thon, maquereau au vin blanc, sardines à l'huile) ou sous une autre forme facile d'utilisation (poisson surgelé, saumon fumé, roll mops, hareng, etc.) : ils vous rendront service si vous manquez de temps pour cuisiner et eux aussi sont riches en oméga 3. Si vous avez des soucis avec votre ligne, évitez de manger trop souvent les produits à la crème, à l'huile ou préparés en fritures.

Comme les poissons, les fruits de mer sont riches en protéines de bonne qualité et, pour certains, en oméga 3. Si vous les appréciez, n'hésitez pas !

Poissons maigres	**Poissons naturellement gras, à privilégier**	**Poissons gras à manger moins souvent si vous avez des problèmes de poids**
Bar (loup)	Anguille	
Baudroie Brochet	Anchois frais Anchois au naturel (conserve)	Anchois à l'huile (conserve)
Cabillaud	Espadon	
Carrelet	Flétan	
Colin Daurade Éperlan	Hareng frais ou fumé Roll mops au vinaigre Maquereau frais ou fumé	Roll mops à la crème
Haddock fumé	Maquereau au vin blanc (conserve) Rouget	
Lieu		
Limande	Roussette	
Lotte	Sardines fraîches	Sardines à l'huile
Merlan	Saumon frais ou fumé	
Merlu	Thon frais Thon au naturel (conserve)	Thon à l'huile (conserve)
Morue		
Perche	Truite	
Raie	Turbot	
Rascasse	Caviar, œufs de lompe, œufs de poisson	
Sole Surimi		Poisson pané, poisson frit Croquettes de poisson

	Fruits de mer maigres à privilégier	**Fruits de mer naturellement gras, à privilégier**	**Fruits de mer gras à manger moins souvent si vous avez des problèmes de poids**
Coquillages	Bigorneaux, bulots, coquilles saint-jacques, huîtres, moules, palourdes ou praires.		
Crustacés	Crabe (en conserve), crevettes, écrevisses, homard, langouste, langoustines.	Crabe ou tourteau.	Beignets de crevettes.
Mollusques	Calmars, escargots, poulpe, seiche.		Calmars frits, escargots cuisinés.

➤ *Si vous êtes « viande en sauce »*

Les viandes en sauce sont généralement des plats lourds et riches en graisses saturées (voir page 46). Pourtant, vous pouvez vous régaler sans crainte.

• Conjuguez ce plat avec des légumes verts ou des pommes de terre nature plutôt qu'avec des frites ; commencez le repas par des crudités plutôt que de la charcuterie ; terminez par une salade de fruits ou un sorbet plutôt qu'avec un gâteau au chocolat ou de la crème Chantilly.

• Au repas qui suit, vous n'aurez sans doute pas très faim : profitez-en pour manger léger.

• Enfin, le reste de la semaine, privilégiez plutôt le poisson ainsi que les volailles ou les viandes peu grasses.

	Morceaux peu gras	Morceaux plus gras
Abats	Cœur, foie, rognons.	Langue de bœuf, cervelle.
Agneau		Côtelette, gigot, épaule.
Bœuf	Bifteck, faux-filet, rosbif, steak haché à 5 % de matière grasse.	Entrecôte, bourguignon, pot-au-feu, steak haché à 15 % ou 20 % de matière grasse.
Charcuterie	Jambon cuit (sans le gras), bacon.	Les autres charcuteries (andouille, boudin, pâté, saucisson, jambon cru, etc.).
Cheval	Tous morceaux.	
Gibier	Chevreuil, sanglier.	
Lapin	Tous morceaux.	
Porc	Filet maigre.	Côtelette, rôti, travers, échine.
Veau	Côte, escalope, filet rôti.	Rôti.
Volailles	Dinde, poulet, pintade.	Canard, faisan, oie, pigeon, poule.

En accompagnement : haricots verts ou gratin dauphinois ?

On oppose trop souvent les légumes, comme les haricots verts ou les tomates, et les féculents, comme les pâtes ou le gratin dauphinois : les premiers seraient source de santé (ce qui est vrai), les seconds de prise de poids (ce qui est faux, tout du moins lorsqu'on ne mange pas au-delà de sa faim). En réalité, les légumes et les féculents sont complémentaires, que vous les consommiez en alternance ou au sein d'un même repas.

➤ *Haricots verts et autres légumes*

Les légumes ont un triple intérêt :

- vous apporter la plus large variété d'éléments protecteurs : fibres, vitamines, oligo-éléments, polyphénols, potassium, etc.,
- vous aider à garder, ou à retrouver, la ligne,
- vous permettre de varier les recettes et les saveurs de vos menus.

Mais il serait dommage de se cantonner aux haricots verts ou aux épinards : la large variété des légumes permet à chacun de trouver son bonheur, quitte à délaisser ceux que l'on n'apprécie pas.

Des légumes frais, surgelés ou en conserve ? Ces trois formes ont des effets proches, sur la santé (comme on l'a vu) et sur la ligne. Les légumes frais sont généralement plus savoureux, mais, lorsqu'on n'a pas le temps de s'en procurer puis de les préparer, les légumes en conserve ou surgelés sont pratiques et peu coûteux.

➤ *Gratin dauphinois ou haricots verts ?* *Gratin dauphinois* et *haricots verts*

Par habitude, on a tendance à séparer légumes et féculents : on propose l'un au déjeuner, l'autre au dîner.

Les légumes : une grande famille	
Les légumes racines	Carotte, navet, céleri-rave, radis, salsifi, topinambour, betterave, oignon, poireau.
Les légumes fruits	Tomate, poivron, aubergine, concombre, courge, courgette, potiron, potimarron.
Les légumes tiges	Cardon, céleri branche, fenouil.
Les légumes feuilles	Endive, mâche, laitue, chicorée, batavia, scarole, frisée, romaine, lolla rossa, petite salade, épinard, oseille, cresson, bette.
Les choux	Chou-fleur, brocoli, chou rouge, chou blanc, chou vert, chou frisé, chou de Bruxelles.
Les légumes pousses	Asperges.
Les légumes gousses	Haricot vert, haricot beurre, pois gourmand.
Les légumes cœurs de plante	Artichaut, cœur de palmier.
Les champignons	Champignons de Paris, cèpes, girolles, coulemelle, chanterelle, etc.

Légumes mode d'emploi

N'ayez pas peur :
— de vous servir des assiettes copieuses en en prenant autant que vous le souhaitez (et si possible au moins 100 à 150 g par repas, soit environ 4 à 6 belles cuillères à soupe),
— de choisir plusieurs légumes pour un même repas,
— de vous en resservir une deuxième assiette.

Or, pour la santé, il serait souhaitable de consommer des légumes aux deux repas, qu'il y ait ou non un féculent au menu. Mais cela ne signifie pas, bien au contraire, que vous ne puissiez également déguster un gratin dauphinois, des pâtes ou un autre féculent.

> ### Féculents et légumes : les alliés de votre santé
>
> Une telle association est optimale : les fibres, les vitamines et les minéraux des légumes sont complémentaires des protéines végétales et des glucides des féculents, pour le plus grand bien de votre santé.
> En outre, ce plat sera l'allié de votre ligne, si la place des légumes est supérieure à celle des féculents.

L'association féculents/légumes au sein du même plat lui confère trois avantages :

- un effet rassasiant prolongé : votre appétit sera calmé plus longtemps ;
- un ralentissement de la digestion des glucides des féculents grâce aux fibres des légumes : votre organisme disposera ainsi de glucides « superlents », une propriété intéressante pour optimiser les fonctions intellectuelles ainsi que pour prévenir cancer et prise de poids ;
- plus de plaisir. Le moelleux ou l'aspect croquant du légume (selon la variété choisie et le mode de cuisson) s'harmonise bien avec le goût des pâtes, du riz ou d'un autre féculent. Pensez, par exemple, à la saveur d'un plat de spaghettis agrémenté d'une ratatouille ou de tomates à la provençale, d'une assiette de riz avec des aubergines ou des poivrons grillés ou encore de pommes de terre frites ou en robe des champs avec une salade verte.

Un classique : les pâtes aux tomates

Pour vous montrer comment adapter vos préparations à vos goûts et au temps dont vous disposez, prenons l'exemple des tomates pour agrémenter une assiette de pâtes.
Première solution, sans doute la plus savoureuse mais aussi la plus longue à préparer : des tomates à la provençale.
Deuxième solution, beaucoup plus rapide : prenez avec vos pâtes des tomates en conserve au naturel, entières ou concassées ; il suffit de 30 secondes pour ouvrir la boîte de conserve et en verser le contenu dans une casserole à cuire à feu doux ou au four à micro-ondes. Avec des herbes de Provence, des feuilles de basilic ou des oignons, ce sera encore meilleur, au goût comme pour votre santé.
Troisième solution, rapide elle aussi : des tomates fraîches avec des pâtes, le tout sous la forme d'une belle salade.

En revanche, la seule présence de concentré de tomates sur des pâtes est moins intéressante car la quantité de légumes serait alors insuffisante, et leur consistance mixée les rendrait moins utiles pour ralentir la digestion des glucides des féculents. Si vous l'appréciez, prenez du concentré de tomates sur vos pâtes en plus de vos tomates (ou d'un autre légume) et non pas à la place.

Produit laitier : yaourt nature ou *plateau de fromages* ?

Les yaourts ne manquent pas d'intérêt pour la santé ; mais a-t-on vraiment besoin de les prendre nature ? Les fromages sont gras, mais doit-on pour autant s'en passer ?

➤ *Vous ne mangez que des yaourts nature*

Riches en calcium et en protéines, les yaourts et le fromage blanc apportent une note « dessert » bien agréable en fin de repas. Si vous avez un diabète, un excès de poids ou trop de cholestérol, choisissez plutôt un yaourt ou un fromage blanc sans sucre et peu gras (voir page 213). Mais savez-vous que les yaourts nature ordinaires, les moins chers, sont naturellement peu gras et, finalement, plus équilibrés que les yaourts à 0 % de matière grasse ? Ces derniers ne sont vraiment utiles qu'en cas d'un excès de poids ou de cholestérol.

Si vous n'avez ni problèmes de poids, ni diabète, ni cholestérol, variez les laitages aux fruits ou aromatisés selon vos envies (voir tableau page 214). Si vous choisissez un yaourt nature ou du fromage blanc, appréciez-les avec ou sans sucre, selon vos goûts, ou encore, pour plus de saveur, avec du miel (les miels d'acacia, de châtaignier ou de sapin sont particulièrement propices à ce mélange), ou de la confiture (myrtille, fraise, abricot, etc.). Autre solution particulièrement en phase avec des objectifs de santé gourmande : mélanger le yaourt avec un fruit coupé en morceaux, des fruits secs et/ou 3-4 noix ou noisettes.

➤ *Vous aimez beaucoup le fromage*

Si vous êtes un amateur de fromage, profitez donc de ce fleuron de notre gastronomie. Un morceau moyen correspond environ à 30 g de fromage, soit la taille d'un huitième de camembert ou encore d'un demi-crottin de Chavignol. Les fromages allégés sont souvent peu savoureux ; choisissez plutôt le fromage que vous aimez

Yaourts et laitages légers,
à privilégier en cas d'excès de poids, de diabète ou de cholestérol

— Yaourt nature ordinaire, le « basique » et le moins cher ; sa composition nutritionnelle est excellente : Danone nature, Yoplait nature, yaourts nature Mennel, Monoprix, U, etc.
— Yaourt à 0 % de matière grasse, nature ou aux fruits.
• Taillefine nature 0 %, Yoplait nature Oligo 0 %, Sveltesse nature 0 %, B.A. nature 0 %, Finesse 0 % (Monoprix la Forme), etc. ;
• Taillefine aux fruits (pruneaux, poires, pêches, cerises, framboises, etc.), Sveltesse (fruits du soleil, pulpe de fruits, Vita-Mine 0 %, fruits du marché 0 %, saveur vanille 0 %, fruits et fibres 0 %), Panier de Yoplait 0 % (fruits jaunes et fruits rouges), B.A. brassé aux fruits 0 %, BA brassé saveur vanille 0 %, Brassés aux fruits 0 % (Auchan), etc.
— Fromage blanc à 0 % ou à 20 % de matière grasse.
— Fromage blanc aromatisé à 0 % de matière grasse : Fromage blanc sur fruits Calin 0 % (Yoplait), Sveltesse Velours 0 % nature ou saveur vanille (Nestlé), etc.
— Lait fermenté : Yorik (Yoplait), lait ribot (Bridel), lait fermenté (Chergui).

parmi les fromages classiques, mais évitez ceux dont le taux de matières grasses dépasse 50 % si vous avez un excès de poids ou de cholestérol.

Parmi les fromages que vous appréciez, choisissez les plus riches en calcium ; il existe de grandes variations, les fromages à pâte dure (emmental, beaufort, comté, etc.) étant, par exemple, 10 à 20 fois plus riches en calcium que les fromages présentés (à tort) pour enfants tels le Kiri ou

Yaourts et fromages blancs plus riches,
à manger moins souvent en cas d'excès de poids, de diabète ou de cholestérol

— Yaourts au lait entier, trois à cinq fois plus riches en matière grasse que les yaourts nature ordinaires : La Laitière de Nestlé, Crème de yaourt de Danone, mousse au yaourt de Danone, yaourts au lait de brebis Ladhuie, yaourts au lait entier biologique Vrai, yaourts au lait entier Monoprix, Élea, etc.
— Yaourts au bifidus : BIO de Danone, B.A. (sauf ceux à 0 % de MG), Double Douceur de Yoplait, etc.
— Laits fermentés à 6 ou 10 % de MG, en fait deux ou trois fois plus riches en graisses que les fromages blancs à 20 % de MG : Fjord de Danone, Gervita de Danone, etc.
— Fromages blancs, petits-suisses et fromages en faisselle à 40 % de MG.
— Yaourts « grecs », cinq fois plus riches en matière grasse que les yaourts nature ordinaires.
— Yaourts au goût bulgare, environ deux fois plus gras que les yaourts ordinaires : Velouté de Danone, Kremly de Nestlé, les Brassés natures Élea, yaourts brassés biologiques Vrai, yaourts brassés Monoprix, etc.
— Yaourts à 0 % de Weight Watchers, riches en sucre.
— « Cottage cheese » (dans les magasins anglais), trois fois plus gras que les yaourts ordinaires.
— Yaourts aux fruits non allégés, souvent très sucrés : B.A. fruits du soleil ou fruits du verger, Danone et Fruits, Yaourt gourmand (Mamie Nova), Savoie Yaourt, Yaourt sur Fruits (Yoplait), Panier de Yoplait, Velouté pulpe de fruits (Danone), Yoco (Nestlé), LC1 pulpe de fruits (Nestlé), Mousse au yoghourt et aux fruits (Danone), Frutos (Yoplait), Yaourts aux fruits biologiques (Vrai), Fromage blanc moulé et coulis de framboises ou de mûres (Senoble), Yaourts aromatisés au lait entier (Monoprix), etc.

le Petit Louis (voir tableau ci-après). Et pour encore plus de santé, pourquoi ne pas le prendre sur un lit de salade verte, riche en vitamine B9 ?

POUR UNE PART DE 30 g DE FROMAGE	**APPORT EN CALORIES En Kcal**	**APPORT EN CALCIUM En mg**
Parmesan	114	383
Émmental	113	356
Beaufort	120	312
Comté	120	294
Cantal	110	291
Édam	98	267
Gouda	104	256
Saint-paulin	89	234
Morbier	104	228
Bleu	103	217
Bonbel/Babybel	94	198
Pyrénées	107	191
Reblochon	93	188
Roquefort	111	180
Saint-nectaire	102	177
Raclette	107	165
Rouy	100	150

Fromage fondu à 45 % de MG	88	148
Chaume	104	147
Pont-l'évêque	90	141
Munster	100	129
Tome	96	121
Camembert à 45 % de MG	85	120
Brie	99	85
Chèvre sec	140	67
Fromage fondu à 65 % de MG	106	73
Coulommiers	92	73
Vache qui rit	103	72
Saint-marcellin	98	52
Petit Louis	90	33
Chèvre à pâte molle	62	32
Chèvre demi-sec	98	32
Saint-Moret	70	30
Boursault	113	28
Kiri	100	27
Carré frais Gervais	68	24

Si vous êtes un grand amateur et que vous vous limitez difficilement à un petit morceau, vous apprécierez de remplacer de temps en temps la viande du plat principal par du fromage râpé : pâtes au parmesan ; gratin de riz et de courgettes à l'emmental ; salade grecque à la féta ; salade de tomates à la mozzarella, etc. Autre option, le repas salade-fromage.

Repas fromage pour les vrais amateurs	
Fromage : 3-4 morceaux de 30 g (soit, pour chacun, la taille d'un huitième de camembert ou d'un demi-crottin de Chavignol)	Selon vos goûts, plusieurs morceaux du même fromage ou des fromages différents. Choisissez des fromages traditionnels à 45 % ou 50 % de matière grasse.
Du pain complet, pain de seigle, pain aux céréales, etc.	
Une grande salade à votre choix, assaisonnée d'une vinaigrette à l'huile de colza, de noix ou d'olive	Par exemple : — salade de mâche aux champignons et ciboulette, — salade de mâche et de betteraves cuites, — salade de haricots verts à l'huile de noisette, — salade mesclun aux tomates et haricots verts, — salade batavia à la pomme fruit et vinaigrette au citron, — salade d'endives aux pommes fruits et huile de noix, — salade laitue aux carottes râpées et pomme fruit.
Un ou deux verres de vin (si vous en avez envie)	
Un fruit ou une salade de fruits ou deux boules de sorbet (si vous en avez envie)	

Au dessert : pomme ou gâteau au chocolat ?

Certains ne peuvent pas s'en passer, d'autres y goûtent avec plus de parcimonie : quoi qu'il en soit, une note sucrée en fin de repas offre bien du plaisir. Il n'y a aucune raison de s'en priver.

➤ *Une pomme… ou d'autres fruits*

Les fruits constituent un excellent dessert. Choisissez parmi ceux que vous appréciez, en sachant qu'une part moyenne pour un adulte correspond à :

- une pomme, une poire, une orange, une pêche ou une nectarine,
- un ou deux kiwis ou encore une ou deux mandarines,
- un bol de fraises, de framboises, de cassis ou de groseilles,
- trois-quatre abricots ou trois-quatre prunes,
- une banane,
- une belle poignée de cerises ou de mirabelles,
- un demi-melon ou une belle tranche de pastèque,
- un (ou un demi) pamplemousse, ou encore une demi-mangue,
- deux tranches (ou un quart) d'ananas,
- quatre ou cinq litchis, ou encore un kaki,
- une belle grappe de raisin.

Pour plus de plaisir et de santé, n'hésitez pas à panacher, par exemple, fraises et banane ou pomme et kiwi, etc. Manger les fruits frais constitue la façon la plus simple et la plus naturelle de les consommer, mais n'hésitez pas à les sucrer de temps en temps (fraises au sucre, banane écrasée, salade de fruits, etc.). Si vous aimez les fruits cuits, ne vous cantonnez pas aux compotes ; essayez aussi les fruits au four (par exemple une pomme au four avec du sucre de canne et un peu de cannelle) ou des fruits pochés (poires, pommes, prunes, ananas, cerises, abricots, etc.).

Pourquoi vous pouvez manger un fruit au dessert

Contrairement à la rumeur, les fruits constituent un excellent dessert. Ils peuvent fort bien être consommés en fin de repas, sans subir ni « fermentation » ni « mauvaise digestion dans l'intestin ».

De plus, l'idée que les fruits, lorsqu'ils sont pris en dehors des repas, ne feraient pas grossir, alors qu'en fin de repas ils seraient mauvais pour la ligne, est complètement farfelue.

Le yaourt et le fromage blanc s'associent très bien avec des fruits coupés en morceaux (pommes, bananes, poires, abricots, etc.) ou avec des fruits rouges (fraises, framboises, groseilles, mûres, myrtilles, etc.). Le fructose, sucre naturel des fruits, vient alors adoucir la saveur un peu aigre du laitage, et vous pouvez agrémenter le mélange avec de la confiture, du miel ou… du sucre. Ainsi, vous composerez des desserts gourmands, colorés et sources de bienfaits. Autre option, plus riche en sucre et moins en calcium : une boule de glace ou de sorbet avec une salade de fruits.

Fruits et laitages pour votre dessert

Quelques exemples

— Des fraises macérées avec des feuilles de menthe, un yaourt nature et une pointe de gelée de cassis.
— Une pomme au four et des framboises avec un fromage blanc à la cannelle et au sucre roux.
— Une poire pochée aux épices et un fromage blanc vanillé.
— Une salade d'agrumes à la menthe et un fromage blanc.
— Une salade de fruits aux framboises et kiwi avec un verre de lait vanillé.
— Trois abricots et un verre de lait fermenté sucré.
— Une pomme en quartiers et un yaourt aux fruits des bois.
— Une banane pochée à l'orange et un fromage blanc.
— Une papillote de fruits d'hiver à la cannelle, un yaourt nature et du miel de sapin.
— Une poire au four et un verre de lait chaud à la cannelle.
— Un pamplemousse en quartiers, un fromage blanc et de la fleur d'oranger.
— Une poire au jus de citron et un lait parfumé au thé.
— Méli-mélo de raisin (blanc et noir) et un yaourt nature.
— Une pêche pochée à la cannelle, du fromage blanc et du miel d'acacia.
— Une salade de fruits d'été (fraises, framboises, groseilles, myrtilles) et un lait frais à la menthe.
— Un bavarois à la vanille et des cerises.

➤ *Gâteau au chocolat ou… tarte aux fraises*

Manger des fruits ne signifie pas ne manger *que* des fruits. Si vous êtes amateur de pâtisseries, appréciez-les deux-trois fois par semaine. Privilégiez alors tartes, clafoutis, sabayons et autres desserts à base de fruits. Mais si vos goûts vous portent vers d'autres gourmandises tels les gâteaux au chocolat ou les crèmes glacées, profitez-en... sans oublier les fruits aux autres repas.

À l'extérieur : restaurant ou *fast food* ?

Si vous ne mangez que rarement au restaurant, ne lisez pas les lignes qui suivent : choisissez uniquement selon vos goûts... et les subtilités de la carte. Mais si le restaurant fait partie de votre quotidien, soyez attentif pour concilier santé et plaisirs de la table.

➤ *Au restaurant*

Si les repas au restaurant font partie de votre quotidien mais que vous souhaitiez manger léger, prenez un plat unique ou la formule entrée + plat ou plat + dessert plutôt que le menu à rallonge. Pour que ces repas bénéficient à votre santé, suivez tout ou partie des conseils ci-dessous.

L'ENTRÉE

Optez généralement pour une entrée légère mais savoureuse. Ainsi, préférez :

- le plateau de fruits de mer ou le saumon fumé plutôt que le feuilleté aux langoustines,
- la salade aux miettes de foie gras ou aux gésiers, plutôt que les deux tranches de foie gras avec leurs toasts,
- la salade de fruits de mer plutôt que la quiche au saumon,
- le melon au jambon de Bayonne plutôt que l'assiette de cochonnailles.

LE PLAT PRINCIPAL

Prenez une viande ou un poisson, avec des légumes, et, selon votre appétit, un féculent ou du pain. Appréciez plus rarement les frites et autres fritures ainsi que les sauces lourdes. Enfin, ne vous sentez pas obligé de terminer votre assiette.

LE DESSERT

- Trois solutions optimales :
  - la salade de fruits, avec ou sans boule de glace,
  - la faisselle de fromage blanc au coulis de fruits ou un bon fromage sur un lit de salade verte,
  - ou… faire l'impasse et passer directement au café.
- Pour les desserts plus gourmands, préférez :
  - le sorbet au chocolat amer avec sa crème légère plutôt que la mousse au chocolat,
  - le bavarois au coulis de fruits, le sorbet ou la salade de fruits au kirsch plutôt que la crème brûlée ou la coupe de glace avec la crème Chantilly,
  - du fromage blanc plutôt que la crème fraîche pour accompagner votre tarte aux fraises ou votre tarte Tatin…

➤ *Fast food et restauration rapide*

Les repas proposés par les fast food sont généralement gras et riches en sucres rapides : songez qu'un repas comprenant un hamburger, une portion de frites de 100 g et un chausson aux pommes fournit déjà à une femme les deux tiers de graisses qu'elle ne devrait pas dépasser en une journée ! Par ailleurs, ces repas sont pauvres en vitamines, en minéraux et en fibres. Cependant, en choisissant bien, il est possible de concilier repas fast food et santé :

– choisissez le hamburger de base (le plus simple et le moins cher) ; les Cheese Burger, Double Burger et autres Royal et Big Burger sont plus gras, profitez-en moins souvent,
– prenez une salade plutôt que des frites ; lorsque vous avez très envie de frites, prenez une petite portion plutôt qu'une grande, mais n'oubliez pas la salade,
– remplacez le Coca-Cola sucré par un verre d'eau ou un verre de Coca light,
– remplacez les desserts (le plus souvent très riches) par un café. S'il y en a, prenez une salade de fruits.

La restauration rapide peut également être déclinée à la mode française plutôt que sur le modèle américain :
• vous préférerez alors un sandwich au pain complet ou au pain de seigle plutôt qu'au pain blanc,
• vous remplacerez, si possible, la mayonnaise ou le beurre par une sauce au fromage blanc et aux herbes,
• vous choisirez un sandwich avec des crudités (tomate, salade, cornichons, etc.), comme dans un pan-bagnat qui associe rondelles de tomate et feuilles de salade verte à du thon et de l'œuf ; autre solution, une barquette de légumes en plus du sandwich.

Lorsque vous êtes amené à manger à la cafétéria, la salade composée constitue un excellent choix. Quand vous avez envie de changer, tournez-vous plutôt vers le croque-monsieur, la portion de pizza jambon-fromage, un sandwich ou un hot dog, riche en protéines et pas trop gras ; accompagnez-les, si possible, d'une salade verte, d'une salade de tomates ou encore d'un petit panier de légumes. Les friands à la viande ou au fromage, la quiche, la tarte aux légumes ou les viennoiseries sont nettement plus gras : à déconseiller en cas d'excès de poids ou de cholestérol.

Vos finances : riche ou *fauché* ?

On croit souvent que manger équilibré coûte cher. En réalité, comme il y en a pour tous les goûts, il y en a également pour tous les prix.

➤ *Vous êtes riche*

Qu'elles aient gagné leur fortune à la sueur de leur front ou à la loterie nationale, qu'elles soient avant tout un héritier ou un self-made man, certaines personnes fortunées considèrent que le luxe, comme la qualité, sont avant tout une question de prix. Elles vont être servies : même si ce n'est pas la seule manière de s'y prendre, il est possible de dépenser beaucoup d'argent lorsqu'on a décidé de manger de façon optimale.

Pour y parvenir, rien de plus simple, il suffit d'acheter les produits les plus chers parmi ceux qui sont bons pour la santé :

- chez le poissonnier, de la sole ou des coquilles saint-jacques, mais surtout pas des maquereaux ou du lieu noir ;
- chez l'épicier, de l'huile d'olive millésimée de Crète ou de l'huile de colza biologique mais pas d'huile « banale », qu'elle soit d'olive ou de colza ;
- du caviar ou du saumon fumé mais jamais de sardines à l'huile ni de thon en boîte ;

• des yaourts au bifidus ou des Actimel, mais pas de yaourt classique ;
• de la margarine Pro-Activ, mais pas de margarine banale ni de beurre ;
• des fraises en hiver et des pommes Grany en été ;
• des eaux minérales variées, mais jamais d'eau du robinet ;
• des grands crus de Bordeaux, mais pas de petits vins des Côtes-du-Rhône.

On peut trouver d'autres idées pour faire chic, bon et cher à la fois. Mais on peut également être moins stakanoviste et moins snob dans la recherche du « bon goût », apprécier les denrées fines, mais d'une façon moins caricaturale. C'est probablement votre cas. Pour certains produits, vous êtes particulièrement attaché à certaines marques ou à certaines appellations, et vous ne craignez pas d'y mettre le prix. Mais, pour d'autres, vous ne rechignez pas à faire preuve de plus de simplicité, à acheter du « basique », parfois même les premiers prix. Vous trouvez ainsi un juste équilibre entre élégance et simplicité, sophistication et discrétion.

➤ *Vous êtes fauché*

Même si le budget que vous consacrez à votre nourriture est faible, vous pouvez manger de façon à être au mieux de votre forme et de votre santé : l'alimentation la plus saine est (presque) la moins chère. Jugez-en vous-même :
• Vous n'avez pas besoin d'« alicaments » (voir page 145), puisque seuls des aliments « basiques », les plus simples, ont bien démontré leur efficacité : ce sont aussi les moins chers.
• L'huile de colza, la plus bénéfique, est également la moins onéreuse des huiles ; cela explique d'ailleurs la faiblesse du marketing autour de cette huile, car elle rapporte moins de profits que d'autres.

• Parmi les fruits et légumes frais, choisissez ceux de saison, habituellement moins chers. N'oubliez pas les conserves ou les surgelés, source d'économie lorsque les prix du frais grimpent trop.
• Il est recommandé de modérer les portions de viande et de charcuterie ; les économies réalisées dans ce domaine seront faciles à déplacer vers le budget fruits et légumes d'une part, poisson de l'autre.
• Le poisson a la réputation d'être une denrée chère, mais certains poissons frais sont relativement bon marché. Ne dédaignez pas les poissons d'élevage : ils sont moins chers que les sauvages pour des qualités nutritionnelles équivalentes. Les poissons en conserve (sardines, thon, maquereau, etc.) sont eux aussi bon marché et bénéfiques.
• Les féculents et le pain tiendront une large place dans votre assiette, et ce pour un coût modique.

Art de vivre, art de manger : plutôt gastronome ou *toujours pressé* ?

Certains placent la gastronomie et les arts de la table au cœur de leur vie ; d'autres considèrent les repas comme une perte de temps. Entre ces deux extrêmes, la plupart de nos contemporains alternent des moments consacrés à préparer et à savourer des petits plats, avec ceux où l'acte de manger est limité à sa dimension utilitaire.

➤ *Vous êtes plutôt « slow food »*

Manger ne signifie pas uniquement se nourrir ou protéger sa santé, même si ce sont là deux fonctions essentielles. Manger, c'est également stimuler ses sens (le goût et l'odorat, bien sûr, mais aussi la vue, le toucher et même l'ouïe), c'est également produire du sens à travers la relation affective et conviviale que chacun entretient avec la table et la nourriture. Pour plus de plaisir, mais aussi plus d'équilibre et plus de santé, nous devrions nous attacher à ces valeurs, nous devrions tous être un peu « slow food ».

Slow food : éloge de la lenteur

Le mouvement « slow food » est né il y a une quinzaine d'années en Italie en réaction contre l'uniformité et la fadeur des fast food et de l'alimentation industrielle. Se positionnant comme une « organisation de lobbying pour le bon goût » et forte de 70 000 adhérents répartis dans cinquante pays, cette organisation cherche à défendre la « bonne bouffe », la diversité et l'authenticité des saveurs ainsi que la lenteur : prendre son temps pour chercher des produits de qualité, prendre son temps ensuite pour les préparer de façon savoureuse, prendre son temps enfin pour les déguster et les partager.

Si, pour votre part, vous adhérez complètement à cette philosophie de la nourriture, il vous sera aisé de la concilier avec ses aspects santé. Le meilleur des fruits et des légumes, débusquez-le chez les petits maraîchers de votre marché. Pour les poissons, choisissez-les frais et pêchés en haute mer. Concernant les huiles de colza et d'olive, privilégiez les variétés « vierge extra, première pression ». Vous savourerez également du pain biologique, des fromages fermiers et des yaourts qui ont du goût.

Mais sachez également garder mesure : ne vous culpabilisez pas lorsque vous sortez des rails de la « bonne bouffe », sachez vous simplifier la vie lorsqu'il le faut.

Ne devenez pas des intégristes de la gastronomie qui regarderaient de haut tout manquement aux « labels de qualité supérieure ». La sagesse réside dans la diversité des approches et des plaisirs : cultivez la tolérance, envers les autres et envers vous-même.

➤ *Vous n'avez jamais le temps*

Si vous faites partie de ceux qui vivent à cent à l'heure, laissez-moi d'abord vous remercier d'avoir pris le temps d'ouvrir ce livre. Mais, sans doute, par manque de disponibilité, êtes-vous parvenu à son épilogue sans l'avoir vraiment lu. Alors, gardez en tête certains repères simples : ils vous protégeront efficacement.

Aliments protecteurs* : points clés pour lecteur pressé

LÉGUMES	Une assiette de légumes par repas (ou deux au même repas), que ce soit des crudités, de la salade, du potage ou en accompagnement du plat principal.
FRUITS	Deux ou trois fruits dans la journée, aux repas ou entre les repas.
HUILES ET MATIÈRES GRASSES	Une fois sur trois (ou plus souvent), de l'huile de colza. Une fois sur trois, de l'huile d'olive. Une fois sur trois (ou moins souvent), à votre choix : du beurre, de la crème, de la margarine ou une autre huile.

* Sauf pour le vin, ces repères constituent des recommandations minimales : n'hésitez pas à en manger plus.

POISSONS	Trois plats de poisson par semaine. Privilégier les poissons gras.
FÉCULENTS ET PAIN	Selon vos goûts et à votre faim : — légumes secs, pain, riz, pommes de terre, etc., — pain complet, pain de seigle, pain au levain, pain aux céréales, etc., — flocons d'avoine au petit déjeuner.
YAOURTS FROMAGES	Deux par jour.
VIN	AU PLUS, deux verres par jour pour une femme, trois pour un homme. Vin rouge le plus souvent.
L'ART ET LA MANIÈRE	Des saveurs, du sens, de la simplicité et de la convivialité : on ne fait bien et on ne prolonge que ce que l'on aime.

Activité professionnelle, vie familiale, loisirs, sport..., il ne vous est pas toujours facile de trouver le temps de cuisiner. Qu'à cela ne tienne, il est possible de bien manger sans modifier son rythme de vie ; n'hésitez pas à :

– Varier à loisir vos heures de repas (voir page 187) si votre emploi du temps est irrégulier.
– Manger sur le pouce (voir page 194) lorsque vous manquez de temps pour déjeuner ou dîner.
– Grignoter (voir page 188) après avoir sauté un repas.
– Faire des repas simples (voir page 199).
– Manger au restaurant (voir page 221) ou au fast food (voir page 222).

Manque de temps pour cuisiner ? Vive les produits rapides !

Les poissons congelés ont l'inconvénient de subir une altération de leurs fameux oméga 3 (voir page 60), les légumes en conserve d'être plus salés que les frais (voir page 92), le riz et les pâtes à cuisson rapide d'avoir des glucides moins lents que les pâtes ou le riz traditionnels (voir page 66).

Pourtant, les poissons surgelés, les conserves de légumes, le riz ou les pâtes à cuisson rapide sont fort utiles. Lorsqu'on manque de temps pour acheter régulièrement des produits frais ou pour cuisiner, ils permettent de réaliser des repas de qualité, bons au goût et bons pour la santé, en tout cas meilleurs que les chips ou les nuggets.

Lorsque vous avez du temps, privilégiez produits frais et traditionnels : ce sera optimal pour votre santé. Dans le cas inverse, appréciez sans complexe leurs équivalents rapides à préparer.

Bibliographie

Cerveau et nutrition

BELLISLE F. Modulation nutritionnelle des comportements de l'humeur et du fonctionnement intellectuel. Dans Roberbroid M éd. *« Aliments fonctionnels »*, 335-50, Lavoisier, Paris, 2002.

BENTON D. Vitamin-mineral supplements and intelligence. *Proc Nutr Soc* 1992 ; 51 : 295-302.

BENTON D et coll. Breakfast blood glucose and memory. *Biol Psychol* 1992 ; 33 : 207-210.

BERR C. Stress oxydatif et fonctionnement cognitif au cours du vieillissement : apports des études épidémiologiques. *Âge Nutrition* 2001 ; 12 : 95-100.

BUSH CR et coll. The effects of breakfast content on cognition in children. *Am J Clin Nutr* 2002 ; 75 : 388 S.

CHRISTENSEN L et coll. Mood and carbohydrate craving. *Appetite* 2001 ; 36 : 137-45.

DE JONG N et coll. Nutrient-dense foods and exercise in frail elderly : effects on B vitamins, homocysteine, methylmalonic acid, and neuropsychological functioning. *Am J Clin Nutr* 2001 ; 73 : 338-46.

DUTHIE SJ et coll. Homocystein, B vitamin status and cognitive function in the elderly. *Am J Clin Nutr* 2002 ; 75 : 908-15.

ENGELHART MJ et coll. Dietary intake of antioxydants and risk of Alzheimer disease. *JAMA* 2002 ; 287 : 3223-3229.

GOODWIN JS et coll. Association between nutritional status and cognitive functioning in a healthy elderly population. *JAMA* 1983 ; 249 : 2917-2921.

KALMIJN S. Les apports en acides gras alimentaires, risque de démence et déclin cognitif. *Âge Nutr* 2001 ; 12 : 19-24.

KALMIJN S et coll. Polyunsaturated fatty acids, antioxydants, and cognitive function in very old men. *Am J Epidemiol* 1997 ; 145 : 33-41.

KAPLAN RJ et coll. Dictary protein, carbohydrate, and fat enhance memory performance in the healthy elderly. *Am J Clin Nutr* 2001 ; 74 : 687-93.

KIRIPELTO M et coll. Midlife vascular risk factors and Alzheimer's disease in later life : longitudinal populations based study. *BMJ* 2001 ; 322 : 1447-51.

LAUNER LJ. Existe-t-il des preuves épidémiologiques que les antioxydants protègent des troubles cognitifs ? *Age Nutr* 2001 ; 12 : 25-30.

LLOYD HM et coll. Acute effects on mood and cognitive performance of breakfasts differing in fat and carbohydrate content. *Appetite* 1996 ; 27 : 151-164.

LUSTMAN PJ et coll. Depression and poor glycaemic control. *Diabetes Care* 2000 ; 23 : 934-42.

MARTIN Ambroise et coll. Apports nutritionnels conseillés pour la population française, Paris, Tec et Doc, 2001.

MENDELSOHN AB et coll. Use of antioxidant supplements and its association with cognitive function in a rural elderly cohort. The Movies project. *Am J Epidemiol* 1998; 148 : 38-44.

MEYDANI M. Antioxydants and cognitive function. *Nutr Review* 2001 ; 59 : S75-82.

MORRIS MS et coll. Hyperhomocysteinemia associated with poor recall in the third national health and nutrition examination survey. *Am J Clin Nutr* 2001 ; 73 : 927-33.

NICOLAS AS et coll. Successful aging and nutrition. *Nutr Rev* 2001 ; 59 : S88-92.

PLOECKINGER B et coll. Rapid decrease of serum cholesterol concentrations and post-partum depression. *BMJ* 1996 ; 313 : 664-79.

RONDEAU V et coll. Relation between aluminium concentrations in drinking water and Alzheimer's disease : an 8-year follow-up study. *Am J Epidemiol* 2000 ; 152 : 59-66.

RUITENBERG A et coll. Alcohol consumption and risk of dementia : the Rotterdam Study. *Lancet* 2002 ; 359 : 281-6.

SESHADRI S et coll. Plasma homocystein as a risk factor for dementia and Alzheimer's disease. *N Engl J Med* 2002 ; 346 : 476-83.

SIDOBRE B, FERRY M, HUGONOT R. Guide pratique de l'alimentation, Paris, Havas, 1997.

SMITH AP et coll. Effects of evening meals and caffeine on cognitive performance, mood and cardiovascular functioning. *Appetite* 1994 ; 22 : 57-65.

SMITH AP et coll. The effects of lunch on cognitive vigilance tasks. *Ergonomics* 1986 ; 29 : 1251-61.

SNOWDON DA et coll. Serum folate and the severity of atrophy of the neocortex in Alzheimer disease : findings from the nun study. *Am J Clin Nutr* 2000 ; 71 : 993-8.

SZABO A et coll. *British J Sports Medicine* 2001 ; 35 : 342-3.

WANG HX et coll. Vitamin B12 and folate in relation to the development of Alzheimer's disease. *Neurology* 2001 ; 56 : 1188-94.

ZUREIK M et coll. Serum cholesterol concentration and death from suicide in men : Paris prospective study I. *BMJ* 1996 ; 313 : 649-51.

Cœur et nutrition

A.H.A. Summary of the scientific conference on dietary fatty acids and cardiovascular health. *Circulation* 2001 ; 103 : 1034-9.

BAZZANO et coll. Fruit and vegetable intake and risk of cardiovascular disease in US adults : the first NHANES epidemiologic follow-up study. *Am J Clin Nutr* 2002 ; 76 : 93-9.

BURR ML et coll. Effects of changes in fat, fish and fibre intakes on death and myocardial reinfarction : DART Study. *Lancet* 1989 ; 334 : 757-61.

GELEIJNSE JM et coll. Inverse relation of tea and flavonoid intakes with incidence myocardial infarction : the Rotterdam Study. *Am J Clin Nutr* 2002 ; 75 : 880-6.

GISSI-Prevenzione investigators. Dietary supplementation with n-3 polyunsaturated fatty acids and vitamin E after myocardial infarction : results of the GISSI-Prevenzione Trial. *Lancet* 1999 ; 354 : 447-55.

HU FB et coll. Trend in the incidence of CHD and changes in diet and lifestyle in women. *N Engl J Med* 2000 ; 343 : 530-7.

ISO H et coll. Prospective study of fat and protein intake and risk of intra parenchymal hemorrhage in women. *Circulation* 2001; 103 : 856-63.

LEAF A. Dietary prevention of coronary heart disease. *Circulation* 1999 ; 99 : 733-5.

LEGRAND P et coll. Apports nutritionnels conseillés en lipides. *Expertise collective de l'AFSSA*, 2001.

DE LORGERIL M et coll. Final report of the Lyon Diet Heart Study. *Circulation* 1999 ; 99 : 779-85.

LUDWIG DS. The glycemic index. *JAMA* 2002 ; 287 : 2414-23.

MARCKMANN P et coll. Fish consumption and CHD mortality. A systematic review of prospective cohort study. *Eur J Clin Nutr* 1999 ; 53 : 585-90.

MARTIN Ambroise et coll. Apports nutritionnels conseillés pour la population française, Paris, Tec et Doc, 2001.

NAKATAMI N. Phenolic antioxydants from herbs and spices. *Biofactors* 2000 ; 13 : 141-6.

NESS AR et coll. Milk, CHD and mortality. *J Epidemiol Community Health* 2001 ; 55 : 379-82.

OOMEN CM et coll. Association between trans fatty acid and 10-year risk of CHD in the Zutphen Elderly Study. *Lancet* 2001 ; 357 : 746-51.

PATAKI T et coll. Grape seed proanthocyanidius improved cardiac recovery during reperfusion after ischemies in isolated rat hearts. *Am J Clin Nutr* 2002 ; 75 : 894-9.

PEREIRA et coll. Dairy consumption, obesity, and the insulin resistance syndrome in young adults : the CARDIA study. *JAMA* 2002 ; 287 : 2081-9.

PEREIRA MA et coll. Effect of whole grains on insulin sensitivity in overweight hyperinsulinemic adults. *Am J Clin Nutr* 2002 ; 75 : 846-55.

QUINLIVAN EP et coll. Importance of both folic acid and vitamin B12 in reduction of risk of vascular disease. *Lancet* 2002 ; 359 : 227-8.

RENAUD S et coll. Cretan Mediterranean diet for prevention of coronary heart disease. *Am J Clin Nutr* 1995 ; 61 : 1360S-7S.

RIMM EB et coll. Folate and vitamin B6 from diet and supplements in relation to risk of CHD among women. *JAMA* 1998 ; 279 : 359-64.

SCHAEFER EJ. Lipoproteins, nutrition and heartdisease. *Am J Clin Nutr* 2002 ; 75 : 191-212.

TAKENAM E et coll. Effects of black tea on the transient impainment of endothelial function following a single high-fat incal. *Am J Clin Nutr* 2002 ; 75 : 400S.

YOSHIOKA M et coll. Effects of red pepper added to high-fat and high-carbohydrate meals on energy metabolism and substrate utilization in Japanese women. *Br J Nutr* 1998 ; 80 : 503-10.

Cancer et nutrition

BOUTRON-RUAULT MC. Alimentation et cancérogenèse colorectale : données récentes. *Gastroenterol Clin Biol* 1999 ; 23 : B135-B141.

BOUTRON-RUAULT MC et coll. Folate and alcohol intakes : related or independent roles in the adenoma-carcinoma sequence ? *Nutr Cancer* 1996 ; 26 : 337-346.

BRAVO L. Polyphenols : Chemistry, dietary sources, metabolism, and nutritional significance. *Nutr Rev* 1998 ; 56 : 317-333.

BYERS T et coll. Epidemiologie evidence for vitmain C and vitamin F in cancer prevention. *Am J Clin Nutr* 1995 ; 62 (Suppl) : 1385S-1392S.

CORPET DE. Aliments fonctionnels et réduction du risque de développer un cancer. Dans Roberfroid M éd. *Aliments fonctionnels* 357-426, Lavoisier, Paris 2002.

FACCHINI FS et coll. Insulin resistance as a predictor of age-related disease. *J Clin Endocrinal Metab* 2001 ; 86 : 3574-8.

GERBER M et coll. Fruits, légumes et cancers. *Bull Cancer* 2002.

GREENWALD P et coll. Diet and cancer prevention. *Eur J Clin Nutr* 2001 ; 37 : 948-65.

HARDMAN AE. Physical activity and cancer risk. *Proc Nutr Soc* 2001 ; 60 : 107-113.

KHAW KT et coll. Relation between ascorbic acid and mortality in men and women in EPIC Norfolk prospective study. *Lancet* 2001 ; 357 : 657-63.

MARTIN Ambroise et coll. Apports nutritionnels conseillés pour la population française, Paris, Tec et Doc, 2001.

POTTER JD et coll. Colon cancer – a review of the epidemiology. *Epidemiol Reviews* 1993 ; 15 : 499-545.

POTTER JD et coll. There is more into vegetables and fruits than anti-oxidants and fiber. *Proc Amer Assoc Cancer Res* 1994 ; 35 : 673-674.

SENGPUTA S et coll. Dietary fiber and colorectal neoplasia. *Dis Colon Rectum* 2001 ; 44 : 1016-1033.

TERRY P et coll. Fatty fish consumption and risk of prostate cancer. *Lancet* 2001 ; 357 : 1764-6.

TERRY P et coll. Fruit and vegetable consumption in the prevention of cancer : an update. *J Intern Med* 2001 ; 250 : 280-290.

VAN DUYN MA et coll. Overview of the health benefits of fruit and vegetable consumption for the dietetics professional : selected literature. *J Am Diet Assoc* 2000 ; 100 : 1511-1521.

VAN POPPEL G et coll. Epidemiologie evidence for beta-carotene and cancer prevention. *Am J Clin Nutr* 1995 ; 62 : 1393S-1402S.

WILLET WC. Diet and breast cancer. *J Intern Med* 2001 ; 249 : 395-411.

WILLETT WC. Diet and cancer. *Oncologist* 2000 ; 5 : 393-404.

ZHANG S et coll. A prospective study of folate intake and the risk of breast cancer. *JAMA* 1999 ; 281 : 1632-7.

Excès de poids et santé

ANDERSON J. et col. *Am J Clin Nutr*, nov. 2001, vol. 74, p. 579-584.

APFELBAUM M., FRICKER J., IGOIN-APFELBAUM L., « Low and very-low-calorie diet. », *Am. J. Clin. Nutr.*, 1987, 45 : 1126-1145.

ASTRUP A., RÖSSNER S., « Lessons from obesity management programs : greater initial weight loss improves long-term maintenance », *Obesity Reviews*, 2000, 1 : 17-19.

FRICKER J. *Le Nouveau Guide du bien maigrir*. Éditions Odile Jacob, 2002.

FRICKER J. *Maigrir vite et bien*. Éditions Odile Jacob, 2002.

FRICKER J., *Abrégé d'obésité*, Paris, Masson, 1995.

FRICKER J., APFELBAUM M., Le métabolisme de l'obésité, *La Recherche*, 1989, 20 : 201-208.

HOLT S.H. et al., A satiety index of common foods, *Eur. J. Clin. Nutr.*, 1995, 49 : 675-690.

Hu FB et coll. Diet, lifestyle, and the risk of type 2 diabetes mellitus in women. *N Engl J Med* 2001 ; 345 : 790-7.

KANT A.K., Consumption of energy-dense, nutrient-poor foods by adults Americans: nutritional and health implications, *Am. J. Clin. Nutr.*, 2000, 72 : 929-936.

PEKKARINEN T., MUSTAJOKI P., Comparison of behaviour therapy with and without very-low-energy diet in the treatment of morbid obesity. A 5-year outcome, *Arch. Intern. Med.*, 1997, 157 : 1581-1585.

POPPITT S.D. et coll., Long-term effects of ad libidum low-fat, high-carbohydrate diets on body weight and serum lipids in overweight subjects with metabolic syndrome, *Am. J. Clin. Nutr.*, 2002, 75 : 11-20.

ROLLS B.J. et coll., Increasing the volume of a food by incorporating air affects satiety in men, *Am. J. Clin. Nutr.*, 2000, 72 : 361-368.

STUBBS R.J. et al., Covert manipulation of dictary fat and energy density: effect on substrate flux and food intake in men eating ad libitum, *Am. J. Clin. Nutr.*, 1995, 62 : 316-329.

TOUBRO S., ASTRUP A., Randomised comparison of diets for maintaining obese subjects' weight after major weight loss: ad lib, low fat, high carbohydrate diet v fixed energy intake, *BMJ*, 1997, 314 : 29-34.

WADDEN T.A., *Eating Disorders and Obesity*. New York, Guilford, 1995.

WEINSIER R.L. et coll., Do adaptative changes in metabolic rate favor weight regain in weight-reduced individuals? An evaluation of the set-point theory, *Am. J. Clin. Nutr.*, 2000, 72 : 1088-1094.

WESTENHOEFER J., STUNKARD A. J. et PUDEL V., *Int. J. Eat Disord*, 1999, 26 : 53-64.

Activité physique et santé

FINLEY CE et coll. Cardiorespiratory fitness and body mass index as predictors of all-cause mortality in men with impaired fasting glucose. *Am J Clin Nutr* 2002 ; 75 : 408S.

LAWLOR DA et coll. The effectiveness of exercice as an intervention in the management of depression. *BMJ* 2001 ; 322 : 763-7.

LEE IM et coll. Physical activity and CHD in women. *JAMA* 2001 ; 285 : 1447-57.

MICHAUD DS et coll. Physical activity, obesity, height and the risk of pancreatic cancer. *JAMA* 2001 ; 286 : 921-9.

MYERS J et coll. Exercice capacity and mortality among men referred for exercice testing. *N Engl J Med* 2002 ; 346 : 793-801.

ROCKHILL B et coll. Physical activity and mortality : a prospective study among women. *Am J Public Health* 2001 ; 91 : 578-83.

SZABO A et coll. *Br J Sports Med* 2001 ; 35 : 342-3.

VORTUBA SB et coll. Prior exercice increases subsequent utilization of dietary fat. *Am J Clin Nutr* 2002 ; 75 : 346S.

Aliments enrichis

BROWN BG et coll. Simvastatin and niacin, antioxydant vitamin, or the combination for the prevention of CHD. *N Engl J Med* 2001 ; 345 : 1583-92.

GRANDGIRARD A. Les oxystérols : mythes et réalités. *Cholé-Doc* 2001, 65.

SVOJANEN A et coll. Liberal fortification of foods : the risks. A study relating to Finland. *J Epidemiol Community Health* 2002 ; 56 : 259-64.

WESTSTRATE JA et coll. Plant sterol-enriched margarines and reduction of plasma total and LDL-cholesterol concentrations in normo and midly hypercholesterolemic subjects. *Eur J Clin Nutr* 1998 ; 52 : 334-43.

Bien qu'il soient basés sur la recherche scientifique en nutrition et, pour nombre d'entre eux, sur les expertises collectives à l'échelon national ou international, les avis et conseils proposés dans ce livre sont ceux de l'auteur et ne doivent pas être considérés comme représentant la position officielle des Agences françaises de sécurité sanitaire des aliments (AFSSA) ou des produits de santé (AFSSAPS).

Table

Chapitre 4
ALIMENTS À RISQUE : APPRENEZ À EN FAIRE DES AMIS

Chapitre 5
ALIMENTS « MARKETING » : FAITES LA PART DES CHOSES ENTRE VRAIS PROGRÈS ET FAUX AMIS

Chapitre 6
LA LIGNE, LA MARCHE ET LE SPORT :
DES ALLIÉS DE CHOIX POUR VOTRE SANTÉ

Chapitre 7
EN FAMILLE : À CHACUN SES BESOINS

Chapitre 8

TRADITIONNELLES OU « DÉCALÉES » : LES MULTIPLES MANIÈRES D'ADAPTER L'ALIMENTATION SANTÉ À VOTRE QUOTIDIEN

Du même auteur
Éditions Odile Jacob

La Cuisine du bien maigrir, de la forme et de la santé, 1994, 2000.

Le Nouveau Guide du bien maigrir, 1996, 2002.

Le Grand livre de la forme (avec Dominique Laty), 1997.

Le Guide de l'alimentation de l'enfant (avec Anne-Marie Dartois et Marielle du Fraysseix), 1998.

Desserts en liberté, le plaisir en gardant la forme (avec Philippe Conticini), 1999.

Maigrir en grande forme, 1999, « Poches Odile Jacob », 2002.

Maigrir vite et bien, 2000, 2002.

Le Régime sur mesure, 2001.

Cet ouvrage a été transcodé et mis en pages
chez Nord Compo (Villeneuve-d'Ascq)

CET OUVRAGE
A ÉTÉ ACHEVÉ D'IMPRIMER
SUR ROTO-PAGE
PAR L'IMPRIMERIE FLOCH À MAYENNE
EN NOVEMBRE 2002

N° d'impression : 55788.
N° d'édition : 7381-1178-2.
Dépôt légal : octobre 2002.

Imprimé en France